GPでもできる 反対咬合 "早期治療" BOOK

鈴木設矢 著

はじめに

　従来、歯科治療は充塡処置や補綴処置を中心とした修復処置に重点がおかれてきました。しかし、近年では疾患に罹患する前の予防処置を重視する考えへと移行しています。そして、罹患した場合は早期に治療を開始することが必要とされています。

　どのような疾患であれ、治療は早期発見・早期治療が基本です。疾患の発症原因を診査・診断によって突き止め、早いうちに治癒へと導くことが大切です。

　不正咬合も他の疾患と同様に、予防矯正や早期治療が重視されつつあります。不正咬合には、上下顎の位置関係により、下顎が後退しているアングルⅡ級、下顎が過成長して前歯部が逆被蓋となっているアングルⅢ級があります。また、歯列に関しては、歯槽部の発育不全を起因とする叢生、舌のポスチャー（姿勢位）や指しゃぶりなどの悪習癖を起因とするオープンバイトのほか、それぞれが複合して発症する場合など、さまざまな病態があります。

　反対咬合は目視できる形態的な疾患ですから、病態の早期発見は容易です。しかし、放置されると病態は悪化し、叢生などとの合併症に至ると当然ながら治療法が複雑になります。さらに放置すると、重篤な骨格性の反対咬合へと移行してしまうおそれがあり、その結果、外科的矯正治療を選択せざるを得ない可能性もあります。

　反対咬合に関して Enlow DH は、コーカサス人（西洋人）と東洋人を比較し、後者では下顎前突が多く認められると報告しています[1, 2]。滝本和夫も、日本人はアメリカ人に少ない下顎前突が多くみられると報告しています[3]。このように、ケースにもよりますが、反対咬合は民族的因子があり、われわれ日本人や東洋人の歯科臨床医はこの点に留意すべきです。

　本書では、おもに機能性反対咬合に効果があり、かつシンプルな医療器具を活用した床矯正治療を紹介します。とくに2018年末から医療器具として市販されているパナシールド プラス Medical（パナシールド PM）[*]とタッチスティックを用いた症例を呈示します。本書が機能性反対咬合の子どもたちの早期治療に寄与し、読者諸氏の臨床に役立てば幸いです。

2019年2月
床矯正研究会 主幹　鈴木設矢

【参考文献】
1 ）Enlow DH: Handbook of Facial Growth. WB Saunders Co, Philadelphia, 1975: 226-233.
2 ）吉屋 誠，他：顎矯正手術を施行した305名（314例）の臨床統計的観察．日顎変形誌，6（2）：137-144，1996.
3 ）滝本和夫：写真撮影の研究（第一報）日本人と米国人との側貌の比較．口病誌，19：118-122，1952.
＊）本書で呈示する症例で用いているパナシールドは、パナシールド PM と同様の効用・効果を有している

GPでもできる反対咬合〝早期治療〟BOOK ［目次］

はじめに ……………………………………………………………………… 3

▶ 様子をみるべきか、早期治療の開始か ……………………… 6

▶ 不正咬合は歯列だけの問題か ………………………………… 9

▶ 保護者が矯正治療を希望する時期 …………………………… 11

▶ 小児歯科と一般歯科との治療概念の違い ………………… 12

▶ 最も大切な診査事項は年齢 …………………………………… 15

▶ 歯列を取り巻く口腔の環境を考える ………………………… 18

▶ 反対咬合を考える ……………………………………………… 19

▶ 反対咬合の自然治癒 …………………………………………… 20

▶ 機能性反対咬合の考察	23
▶ 乳幼児の反対咬合はなぜ自然治癒しやすいのか（解剖学的考察）	25
▶ 低位舌による機能性反対咬合の発症	28
▶ 舌のポスチャー（姿勢位）を考える	29
▶ 機能性反対咬合の治療方法	30
▶ パナシールドPMの適応症	41
▶ なぜ反対咬合が発症するのか	49
▶ 生体の成長を考えよう	52
おわりに	63

様子をみるべきか、早期治療の開始か

冒頭で述べたとおり、どのような疾患であれ、早期発見・早期治療が重要です。これは矯正治療においても同様です。このことは、実は歯科医学の草創期から推奨されています。

東京歯科医学専門学校（現 東京歯科大学）の前身である高山歯科医学院の創設者であり、近代歯科医学の開拓者、指導者でもある高山紀齋先生は、明治14年に『保歯新論』（図1）[4]を上下2巻で著述されています。

東京医科歯科大学名誉教授の故 三浦不二夫先生は、「高山紀齋先生はirregularityを齵跌と翻訳し、不正咬合について齵跌論として保歯新論の下巻第十三章に記載した」と筆者に説明されました。それを紐解いてみると、最後にまとめとして、「小児は生活力が旺盛で、新陳代謝もとても速い。それゆえわずかばかりの障害もすぐに体質に影響し歯牙の位置を食い違わせてしまう。その一方で治す際もわずかばかりの手立てで正しく戻すことができるのである。その成長するに至って、復することは容易ではなく、宜く施術の時期を逸しないようにすべきである」と著されています。すなわち、早期に治療を開始することが、矯正治療の原点であるとしているのです（図2）。

東京歯科医学専門学校の榎本美彦先生は、昭和5年に発刊された著書『新纂矯正歯科學』（図3）の第九章第一節で、「時期では矯正手術の豫後を語る上に最も関係深きものは手術施行の方法と時期である。其豫後の良好を期するには可及的早期に不正狀態を發見し其爲害作用を逞ふせざる以前に適當なる處置を施さねばならぬ」[5]と記し、早期治療を推奨されています。大正時代の矯正治療の考え方が述べられている本書は、序文に関東大震災によって発刊が遅れたと記載されています。

4）高山紀齋：保歯新論. 有新堂, 東京, 1881.

5）榎本美彦：新纂矯正歯科學. 歯科學報社, 東京, 1930：215.

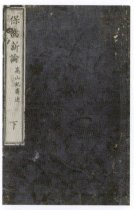

図❶ 『保歯新論』（有新堂）

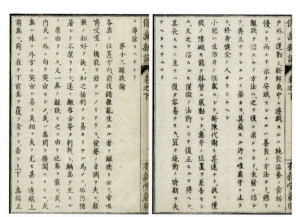

図❷ 『保歯新論』でも、早期に治療を開始することが矯正治療の原点であるとされている

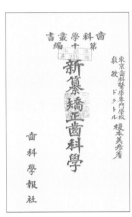

図❸ 『新纂矯正歯科學』（歯科學報社）。日本歯科大学生命歯学部図書館蔵

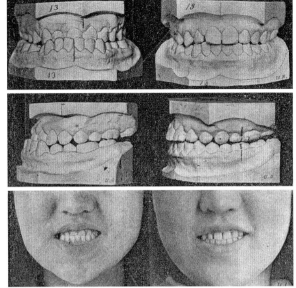

図❹ 骨格性反対咬合に対する症例の処置前後。スタディーモデルと顔貌の比較（参考文献6)より転載）

6) 榎本美彦：新纂矯正歯科學. 歯科學報社, 東京, 1930：641.

7) Frans PGM van der Linden (著), 三浦不二夫, 黒田敬之 (共訳)：顔面の成長と整形. クインテッセンス出版, 東京, 1988：212.

図4は『新纂矯正歯科學』に記載されている骨格性反対咬合に対する症例の処置前後で、非抜歯で処置されています[6]。しかし、咬合関係はアングルⅢ級のままです。

ただし、アングルⅢ級の顎顔面整形治療により、犬歯小臼歯のよりよい咬頭嵌合が得られれば、通常は治療結果が安定しているとLindenは述べています[7]。

また、『新纂矯正歯科學』には、「矯正歯科學に關し吾が中心に來往する思想の衆流を裁斷して、しばし其面影を紙面に止めんと試みたのが本著である。（中略）本著に於いては主として現在における矯正歯科學の趨勢を述べんとしたのであるが、尚過去に現はれし理論及實際の考慮に値すと考へしものは其新舊を問はず之を摘録し、之に向て臨牀實驗を基とせる著者の批判を加へたのである。從て其記述する處は敢て現代矯正學の所謂尖端を行くものとは考へないし、又著者の主張を一貫せしめたるものでも無い。（中略）若し幸にして記する所の幾分なりとも讀者將來の研究に向て或ヒントを與ふるを得ば、著者の希望は既に達せりとするのである」とも述べられています。

筆者も榎本美彦先生の考えと同様に、床矯正治療を活用した本書は現代矯正学の先端をいくものではなく、筆者が臨床上で得たわずかな知見をまとめたのものです。反対咬合の矯正治療を施術するにあたり、その知見が一般臨床医にとって何らかのヒントになればと考えています。

高山紀齋先生が『保歯新論』で、「その成長するに至って、復することは容易ではなく、宜く施術の時期を逸しないようにすべきである」と述べているように、単純に歯列だけを観察するのではなく、子どもたちの成長ステージに留意すべきです。「成長するに至って」とは第二次成長期に達することであり、その前に矯正治療を行って処置を完了しておくべきであると示唆さ

れているのだと思います。

第2大臼歯は、身体の成長率の上昇傾向が減少傾向に移行してから萌出します。つまり第2大臼歯萌出後の治療開始は、「成長するに至って」の成長の時期からすると遅いのです。第二次成長期のスパートは、女子では犬歯交換時期と部分的に一致し、男子では脱落してからスパートが始まります。

前述の三浦不二夫先生は、「いうまでもなく、歯・顎・顔面の成長・発育は矯正学の基礎であり、特に乳歯咬合から永久歯へ移行する歯の交換期は精密に知っておく必要がある」[8]と述べられ、矯正治療は永久歯列期にいたる前を重要視されています。

明治14年に発刊された『保歯新論』が早期治療の大切さを訴えているにもかかわらず、現在の一部の歯科臨床医がいまだ「様子をみましょう」と治療を回避しているのは、誠に残念です。

月刊アポロニア21の2017年9月号でフリーマン直子先生は、「姪が小学3年生になったころ、義理の妹から相談を受けた。娘の歯並びが気になって矯正専門医に診てもらったのだが、『矯正治療を始めるのにはまだ早いから、半年後にまた来るように』と言われたらしい。姪の歯並びは典型的な叢生。矯正医ではない私から見ても、側方歯列交換期に入っている姪が矯正治療を始めるのにちょうどいいタイミングであることは明らかだ。セカンドオピニオンを取ることを義妹に勧めたが、どうも気が進まない様子で、結局同じ矯正医の指示に従うことになった。

それから半年後、再度矯正医の下を訪れると、またもや『時期が早いからまた半年後に見せに来て』と帰されたという。驚いたことに同じことがこの後何年も続き、やっと矯正治療が開始されたのは姪が中学生になってからだった。当然、4番は4本とも抜歯することに。初めて矯正歯科を訪ねた時にすぐ治療を始めていたら、抜かずに済んでいたかもしれない」[9]と後悔の念を綴っています。

姪御さんは叢生とのことでしたが、もし反対咬合であれば骨格性のアングルⅢ級となり、顔貌にも大きく影響します。やはり、歯科臨床医が治療開始を遅延させることには疑問を禁じ得ません。

「降る雪や 明治は遠く なりにけり」は、昭和6年に中村草田男が昔を懐かしんで詠んだ俳句で、明治時代から21年後のものです。昭和から平成へと移り、平成30年にはちょうど明治元年から150年を迎えました。現代の矯正学は進歩し続けていますが、世相の移り変わりを懐かしむだけではなく、温故知新の心でその礎を築いた先達の志を振り返るべきだと考えます。

反対咬合を主訴に歯科医院を受診した患児や保護者が、歯科医師から「様子をみましょう」と言われたという話を聞きます。患者側がおかしいと感じているのに、専門家である歯科医師が十分な説明もなく「様子をみましょう」では、治療の回避としか考えられません。

8）三浦不二夫：矯正学―昔と今と20年後. 国際歯科学士会日本部会雑誌, 44（1）：15, 2013.

9）フリーマン直子：母と姪の歯科治療体験. アポロニア21, 285：108, 2017.

不正咬合は歯列だけの問題か

　2008年6月10日付の日本歯科新聞に、ライオン株式会社が小学生に行ったアンケート調査が掲載されました（図1）。その結果では、むし歯を気にしている子どもは30％に対し、歯並びを気にしている子どもは44％でした。現在は調査当時よりもむし歯の数は減少していますから、歯並びを気にしている子どもの割合はもっと高くなっていると思います。近年ではさらに変化し、歯並びよりも自分の顔貌を気にしている子どもが多いと思われます。

　臨床の場では、子どものモチベーションを上げる手段として、治療前後の歯列写真が用いられます。しかし、これだけでは不十分で、「どちらの顔の子になりたい？」と治療前後の顔貌の変化を呈示し、子ども自身に比較させます（後述の症例1参照）。答えは決まっています。誰もが、歯並びより顔貌に関心をもっているのです。

▶ 症例1

患者：11歳0ヵ月、女児
初診日：2000年1月21日（図2）
生年月日：1989年1月5日
主訴：前突

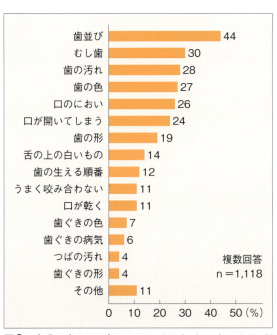

図❶　自分の歯や口で気にしていること（2008年ライオン調べ）（日本歯科新聞，2008年6月10日付より引用改変）

　前突の歯列では、咬断運動が正常に機能しません。その結果、表情筋の不活性が生じ、上顎骨の育成も減退します。歯列を整えて咬断運動を指導することで、正常な咀嚼機能が作用できるようになります。咬断運動によって歯列を支える歯槽骨が育成され、口腔機能も活性化されます（図3）。咀嚼訓練で表情筋が緊張し、顔貌が大きく改善されるのです。歯並びを正したい子どもたちも、目に見えてわかるよりよい顔貌の獲得はさらに望むことだと思います。

　矯正治療を開始する前に、筆者は子どもにまず図4a、bを見比べさせ、「どちらの顔になりたい？歯はもともと使うための器官で、正しく使えばよい顔になるよ」と説明しています。つまり、形態より機能による治療結果の変化を、子どもたちに提示するのです。

症例1

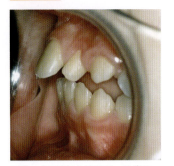 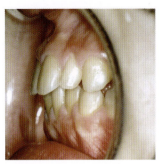 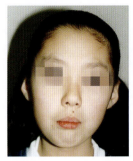 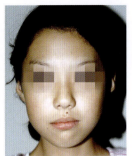

図❷ 2000年1月21日、11歳0ヵ月、女児

図❸ 2001年9月、前突が改善されている

a：2000年1月21日　b：2001年9月
図❹ a、b　顔貌の改善は、本人の努力と歯科医療としての加療行為の結果である

　本症例では、歯列矯正としては前突と叢生を治療しました。前突では正常に咬むことはできず、その結果が顔に表れます。したがって、口腔機能の発育を考える必要があります。歯列を正し、正常に咬むことで骨格が育成され、首の傾斜も改善されています。最も大きな変化は、歯を使うことで表情筋や口輪筋などが活性化し、とてもきれいな顔貌になりました。

　どちらの顔がよいのかは言うまでもありません。きれいな顔貌の獲得は、患児本人の努力と歯科医療としての加療行為の結果です。どちらの顔になりたいかは本人次第です。医療は加療行為であり、榎本美彦先生が述べているように、「歯科矯正は顎部及口腔付近の機能に参考する構造 Structures は其構成に於いて又機能に於いていずれも皆不可分の相關を有している」ことを患者さんに理解してもらうべきです。

　余談ですが、「私、宝塚歌劇団に入りたいので、宝塚音楽学校を受験します」と言った子どもがいました。女子にとって宝塚歌劇団は憧れの的です。その子が3月に来院し、「合格しました」と報告してくれ、4月から通学のために最後の診察に来ました。前回来院した1月は普通のお嬢さんでしたが、このときは髪をリーゼントのショートカットにしており、「カッコイイ」とびっくりしました。宝塚音楽学校は、入学時に男性役か女性役かを決めるようです。歯科医師として、通院している患者さんを美人さんに加療できたことに、これに勝る喜びはありません。

ノーベル生理学・医学賞　COLUMN

　ノーベル賞には医学賞がありません。ノーベル生理学・医学賞です。これは、生理学と医学が両輪であるという考えからです。
　1901年、第1回ノーベル生理学・医学賞の最終候補者に日本人の名前が挙がっていたというと、驚く人も多いのではないでしょうか。第1回ノーベル生理学・医学賞を受賞したのはドイツ人のフォン・ベーリングで、北里柴三郎博士とともにジフテリアの血清療法を共同研究した人物でした。
　歯科医学も、口腔生理を重要視することが大切です。平成30年の診療報酬改定で、「口腔機能発達不全症」などの新たな病名が加わりました。口腔機能発達不全は口腔だけではなく、生体の機能や顔貌などにも大きく関与します。これからの歯科医学は、形態のみならず口腔生理にも重点をおくべきだと考えます。

保護者が矯正治療を希望する時期

母親が子どもの口腔に最も関心をもつのは、下顎前歯の交換期である6歳ごろではないでしょうか。歯並びが気になったころ、保護者は子どもたちをどの歯科医院に連れて行くでしょうか。就学前後なら、初めから矯正専門医を受診するケースは稀だと思われます。

広島大学病院小児歯科のデータとして、興味深いものがあります。それは新規患児の主訴内訳の割合が、どのように推移しているかをまとめたものです（図1）[10]。

2005年では、う蝕の治療を主訴とした子どもは約20％ですが、不正咬合を主訴とした子どもは約25％です。子どもの不正咬合は矯正科ではなく、小児歯科の範疇と保護者は理解し、小児歯科を受診していたようです。

2014年になると、う蝕の治療を主訴とした子どもは約30％ですが、不正咬合を主訴とした子どもは約10％に減少しています。このことは、決して不正咬合が減少したのではなく、一般開業医が早期の矯正治療を手がけた結果と考えられます。子どもの初期の不正咬合のほとんどは、複雑ではありません。治療対象のほとんどは前歯部の不正咬合であり、側方セファロ分析も必要としないものばかりです。

10）香西克之：今、あるべき小児歯科臨床を探る．別冊クインテッセンス 小児歯科・デンタルホーム YEARBOOK 2016, 2016：20.

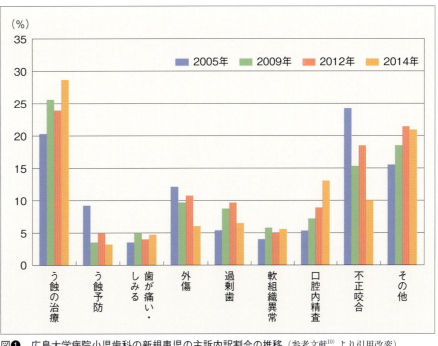

図❶　広島大学病院小児歯科の新規患児の主訴内訳割合の推移（参考文献[10]より引用改変）

小児歯科と一般歯科との治療概念の違い

小児歯科も一般歯科も、治療対象はともに乳歯や永久歯全般です。$\overline{A|A}$が萌出して乳歯列期に入り、混合歯列前期・後期、永久歯列期と、子どもたちの歯列は各発育ステージへと進化していきます。子どもの下顎の乳前歯が抜けた場合、抜けたと捉えるよりも、そうした発育ステージになったと考えるべきです。筆者は第一次成長期が終了したことにより、下顎の乳前歯が抜けたと捉えています。

幼稚園児は、夏休みの間に大きく成長します。ですから、母親に「アルバムでお子さんの顔や身長を比べて見てください」と話しています。身長や顔貌も変化しているはずです。

次の変化は側方歯群の交換で、**図1a〜c**はそれを示したものです。この時期は側方歯群の交換ではなく、第二次成長期の発育ステージに達したと解釈すべきです。第2大臼歯の萌出は、子どもたちが大人の発育に達した発育

11）日本小児歯科学会：日本人小児における乳歯・永久歯の萌出時期に関する調査研究. 小児歯科学雑誌, 26（1）：1-18, 1988.

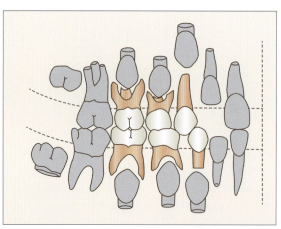

a：8歳

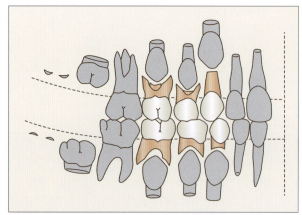

b：9歳

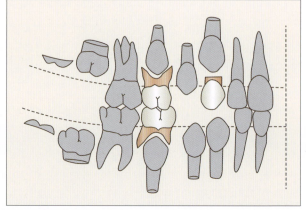

c：10歳

図❶a〜c　歯の萌出（参考文献[11]より引用改変）

表❶　永久歯萌出時期（男女上下顎別）（参考文献[11]より引用改変）

男児				
	歯種	最小 年.月	最大 年.月	平均 年.月
上顎	1	5.06	9.10	7.03
	2	6.06	11.01	8.05
	3	7.03	15.01	10.10
	4	7.04	14.03	10.00
	5	7.01	16.05	11.01
	6	5.00	8.10	6.08
	7	9.08	18.05	13.03
下顎	1	4.08	9.06	6.03
	2	4.09	10.03	7.03
	3	7.10	13.07	10.02
	4	6.08	13.08	10.02
	5	8.01	15.06	11.04
	6	4.09	9.03	6.05
	7	9.04	18.05	12.05

女児				
	歯種	最小 年.月	最大 年.月	平均 年.月
上顎	1	5.06	9.05	7.00
	2	6.03	11.01	8.00
	3	7.06	14.11	10.02
	4	5.08	12.06	9.04
	5	6.11	14.07	10.07
	6	5.01	9.06	6.07
	7	9.00	18.00	12.09
下顎	1	4.09	8.00	6.01
	2	5.04	11.08	7.00
	3	7.02	12.02	9.03
	4	7.01	12.06	9.07
	5	5.08	15.11	10.09
	6	4.09	8.06	6.02
	7	9.00	16.10	11.08

12) 日本小児歯科学会：日本人小児における乳歯・永久歯の萌出時期に関する研究Ⅱ—その2 永久歯について—. 小児歯科学雑誌, 56（2）：193, 2018.

ステージと考えます（**表1、2**）[11, 12]。

　このように、小児歯科治療は子どもの発育ステージを考えて治療をすべきです。

　ちなみに、表1、2を比較すると、中切歯と側切歯の萌出時期は男女間にほとんど差はありませんでしたが、女児において若干早くなっていました。また、犬歯、小臼歯および大臼歯の萌出時期は男女とも遅くなっていました。そして、1980年ごろからの報告にもみられる永久歯の萌出順序の逆転現象は、現在も進行していると考察しています。

小児歯科と一般歯科との治療概念の違い　13

表❷a、b　永久歯萌出開始年齢および萌出順序。30年前に行われた表1の調査結果・方法に準じて行われた（参考文献[12]より引用改変）

a：男児

歯種	人数	萌出開始時期の分布 （最小～最大年齢）	平均値	S.D.（月）	順序
U1	133	5歳9ヵ月～8歳11ヵ月	7歳2ヵ月	8.1	3
U2	124	6歳8ヵ月～11歳1ヵ月	8歳4ヵ月	10.1	6
U3	213	8歳4ヵ月～15歳2ヵ月	11歳0ヵ月	13.9	10
U4	147	6歳5ヵ月～14歳1ヵ月	10歳4ヵ月	15.2	8
U5	117	8歳0ヵ月～16歳1ヵ月	11歳9ヵ月	17.3	12
U6	168	5歳5ヵ月～11歳7ヵ月	7歳3ヵ月	16.2	4
U7	146	10歳5ヵ月～17歳4ヵ月	13歳3ヵ月	13.9	14
L1	120	4歳6ヵ月～8歳11ヵ月	6歳3ヵ月	8.8	1
L2	137	5歳3ヵ月～11歳2ヵ月	7歳3ヵ月	11.7	4
L3	222	8歳4ヵ月～13歳5ヵ月	10歳3ヵ月	12.3	7
L4	141	8歳6ヵ月～14歳10ヵ月	10歳5ヵ月	12.8	9
L5	76	7歳9ヵ月～13歳9ヵ月	11歳8ヵ月	15.9	11
L6	181	5歳0ヵ月～9歳10ヵ月	6歳8ヵ月	9.8	2
L7	332	9歳10ヵ月～17歳6ヵ月	12歳6ヵ月	15.6	13

b：女児

歯種	人数	萌出開始時期の分布 （最小～最大年齢）	平均値	S.D.（月）	順序
U1	137	5歳0ヵ月～8歳10ヵ月	6歳11ヵ月	8.2	3
U2	125	6歳1ヵ月～10歳3ヵ月	7歳11ヵ月	8.8	6
U3	190	7歳7ヵ月～13歳3ヵ月	10歳3ヵ月	13.0	10
U4	122	7歳6ヵ月～12歳11ヵ月	10歳0ヵ月	12.9	8
U5	125	7歳7ヵ月～15歳10ヵ月	11歳6ヵ月	17.2	11
U6	152	5歳0ヵ月～11歳10ヵ月	7歳1ヵ月	14.7	5
U7	175	10歳1ヵ月～17歳3ヵ月	13歳0ヵ月	15.0	14
L1	102	4歳9ヵ月～7歳9ヵ月	6歳0ヵ月	6.6	1
L2	142	5歳6ヵ月～9歳11ヵ月	6歳11ヵ月	8.6	3
L3	199	7歳2ヵ月～13歳1ヵ月	9歳6ヵ月	10.8	7
L4	142	7歳5ヵ月～12歳8ヵ月	10歳1ヵ月	12.2	9
L5	67	7歳9ヵ月～14歳10ヵ月	11歳8ヵ月	17.2	12
L6	184	4歳9ヵ月～9歳7ヵ月	6歳3ヵ月	8.9	2
L7	345	9歳3ヵ月～17歳0ヵ月	12歳6ヵ月	15.8	13

最も大切な診査事項は年齢

　初診時の患者さんの年齢によって、術者はその病態が重篤に進行するまでの期間を推測することができます。第一次成長期までの治療対象がほぼ前歯部に限定されるのに対し、第二次成長期に変化すると犬歯や側方歯群が萌出し、不正咬合は全顎に及んで重篤になることが予想されます。

　また、第二次成長期に達すると骨格が成長し、反対咬合は歯性の反対咬合から骨格性の反対咬合に移行する可能性があります。加えて、精神面にも変化が起こって反抗期になり、治療に対して非協力的になる傾向が出てきます。

　側方歯群の動揺が始まった患児の母親に、「最近、お子さんは言うことを聞かない、反抗期じゃないですか？」と質問すると、「そうなんですよ。よくわかりますね」と返答されます。保護者が不正咬合を治したいと考えていても、子ども自身が反抗期であると、本人に問題点の指摘や治療法の説明を尽くしても、治療は難航します。そのようなときは、本人が問題を自覚しているかを問診することが必要です。本人が自覚しているかの判断として、「今日着ている服装カッコいいね。お母さんが選んだの？」と質問します。「選んだのは自分」と答えたなら、自覚をもっていると判断します。いまの状態を放置すると将来どうなるか、写真や模型で実際の変化を説明することにより、治療への説得は可能です。一方、「選んだのはお母さん」と答えたら、まだ自覚はできていないとして、母親と子どもに同様の説明をします。

　側方歯群交換期は、観察が大切です。その交換時期は各歯それぞれの標準偏差値が大きく、成長のバラツキもあり、正確に交換期を予測することは困難です。

▶ 下顎Ａの萌出時期から側方歯群交換期を予測する

　筆者の患者さんで、7歳後半に側方歯群が交換した女児がいました。母親に問診をすると、$\overline{A|A}$ の萌出は生後2ヵ月と早かったそうです。

　日本小児歯科学会（1988年）のデータでは、下顎Ａの萌出は男児8ヵ月、女児9ヵ月、標準偏差値1ヵ月と報告されています[11]。下顎Ａの萌出時期を問診し、萌出時期が早ければ歯牙年齢は早く、側方歯群交換期も早くなります。反面、下顎Ａの萌出が1歳以降と遅延している子どもは、側方歯群交換期も遅くなると予想されます。

　第1移行期には前歯の交換がみられ、第2移行期では乳犬歯と乳臼歯とが、後継歯により置換されます。この両期の間には、1年半くらいの介在期が

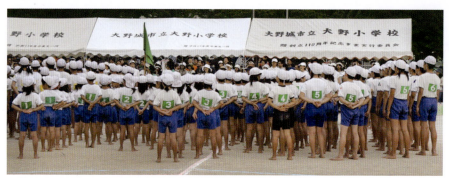

図❶　九州の大野小学校で行われた運動会の写真

あるとされています[13]。このことから、前歯萌出完成後から1年半ほど後に、犬歯や側方歯群の交換が始まると考えられます。

パノラマX線画像から交換期を予測する

　歯の歯根と歯冠の長さは2：1です。個人差はありますが、発育途上の永久歯の歯根と歯冠の長さの比が1：1から1：2/3まで歯根が発育していれば、臨床的経験からその後1年ほどで永久歯に交換すると予測されます。

　このように、犬歯と側方歯群の歯根形成の状態を知ることにより、萌出時期を予測できます。したがって、9歳以降のパノラマX線画像の撮影は必要です。

◆

　図1は、九州の大野小学校で行われた運動会の写真です。子どもたちは靴を履いておらず、素足です。このような写真から、学校の子どもたちに対する発育、健康などの教育環境を知ることができます。

　ゼッケン番号は学年を表し、左側が女児、右側が男児です。写真を見ると1～3年生の身長には変化がみられません。その理由は、第一次成長期が終了したからです。

　1学年は4月生まれから翌年の3月生まれまでですから、約1年間のバラツキはありますが、10歳ごろの4年生の女児は、男児より急に身長が伸びています。6年生になると、男児のほうが女児より身長は伸びています。10歳前後あたりから第二次成長期が始まった証です。女児は体つきに変化がみられ、12歳臼歯が萌出すると、女児は大人の女性に近づきます。平均的に、男女とも12歳で第2大臼歯が萌出して永久歯列期になると、思春期特有の急激な骨格の成長がみられ、とくにアングルⅢ級では下顎体の過成長に留意して、治療方針の変更も検討すべきです。女子は14歳、男子は17～20歳まで成長します。

　不正咬合は歯の位置異常を除き、ほぼ水平・前後的な不正咬合です。女子は12歳、男子は14歳から垂直方向に成長を開始します。マンガで、目から下を大きく描くと大人の顔になり、小さく描くと子どもの顔になります。男女

13) Frans PGM van der Linden（著），三浦不二夫，黒田敬之（共訳）：歯/歯列の発育．クインテッセンス出版，東京，1984：43.

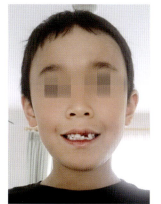 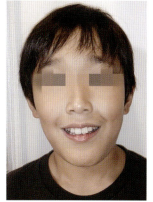

a：7歳2ヵ月、男児　　b：11歳1ヵ月
図❷a、b　乳幼児の発育ステージの変化

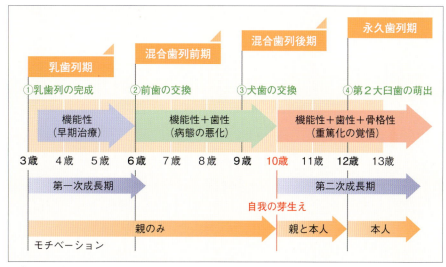

図❸　反対咬合の治療時期と病態の変化

　共学の学校で、小学校6年生や中学生の女子は大人っぽい顔なのに、男子はあどけなさを残した顔をしているのはそのためです。

　反対咬合であれば、下顎骨の過成長も始まります。男児も10歳をすぎると第二次成長期が始まり、顔貌の成長変化が生じます（図2a、b）。

　第二次成長期になると骨格が成長し、歯列も犬歯が前歯の前に萌出して反対咬合と叢生の合併症となる可能性があります。すると、治療方法が複雑になり、治療期間も長期化する可能性が高まります。よって、反対咬合の治療は第一次成長期までに終えるべきです（図3）。

歯列を取り巻く口腔の環境を考える

疾患には、必ず発症を引き起こす原因があります。不正咬合は歯列の不正ですから、不正咬合を発症させる生理的な原因を改善しなければなりません。

口腔は頬筋、口輪筋や舌筋などのさまざまな筋に支えられ、歯列は骨格に支えられています（図1）[14, 15]。これらに正の外力（ストレス）のバランスがとれた口腔生理現象が生じれば、正常咬合になります。反面、負の外力が加わると、負の口腔生理現象によって不正咬合が発症します。

人間の脳に人体の部位を当てはめ、2つの脳の働きである運動野と感覚野を図で表した「体部位再製図」（ペンフィールドのホムンクルス図）があります（図2a、b）。それぞれの脳の面積に対応した大きさに人の各部分を拡大・縮小して表現しました。これらの図からもわかるように、口唇や舌の運動野と感覚野は手の部位と同様に生体に大きく影響しています。

運動野で働きの大きい舌・口唇が、正しいポスチャー（姿勢位）ではなく負のストレスとして歯列に加われば、歯列は乱れて当然です。感覚野でも支配が大きいですから、間違った負のポスチャーを正すには、それだけの自覚と訓練が必要であると考えられます。まず、治療を開始する前に負の外力の有無を診査・診断し、その発症原因を解消することが大切です。

14) Frans PGM van der Linden（著），三浦不二夫，黒田敬之（共訳）：顔面の成長と整形．クインテッセンス出版，東京，1988：79．

15) Enlow DH（著），三浦不二夫（監訳），黒田敬之，東 光夫（訳）：顎顔面の成長発育．医歯薬出版，東京，1980：79．

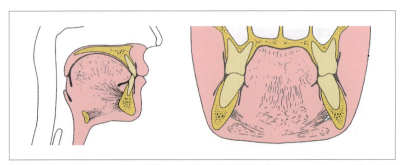

図❶ 口腔は頬筋や口輪筋、舌筋などのさまざまな筋に支えられ、歯列は骨格に支えられている（参考文献[14, 15]より引用改変）

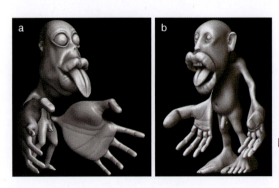

図❷
a：運動野のホムンクルス
b：感覚野のホムンクルス

反対咬合を考える

　不正咬合のうち、反対咬合はとくに成長に大きく関与し、顔貌にも大きな変化を及ぼします。反対咬合は以下のように分けることができます。

1．機能性の反対咬合

2．歯性の反対咬合（①上顎前歯の内側萌出、②下顎前歯の突出）

3．骨格性の反対咬合

4．複合型の反対咬合

　なかでも、機能性反対咬合では、負の機能の有無を検査する必要があります。機能性反対咬合の誘因は1つだけではありません。それを発症させているすべての負の機能を取り除かなければなりません。

　機能性反対咬合には、下顎を前に出すトリガー（引き金）があります。まずこれらを改善すべきです。

1．乳犬歯が早期に接触して、下顎体を前方に誘導する

2．ブクブクうがいするときに、下顎体の前方に水を含んで下顎を出してうがいしてしまうなど、下顎体を前方移動させる筋機能

3．低位舌でオトガイ舌筋が下顎体を前方に誘導する

　グレーバー＆ノイマン「可撤式矯正装置の臨床」の序文では、アングルⅢ級の不正咬合に対しては、

1．早期治療のときは、機能的矯正装置を使用する

2．晩期治療のときは、固定式全帯環装置を使用する

と記載されています[16]。筆者は上記の1に注目し、機能的矯正装置としての医療器具を使用した治療を行っています。その実際は後述します。

16）TM Graber, 他（著），中後忠男, 他（訳）：可撤式矯正装置の臨床. 医歯薬出版, 東京, 1984.

反対咬合の自然治癒

17) 町田幸雄：乳歯列期から始めよう 咬合誘導. 一世出版, 東京, 2006：58.

　反対咬合は発見しやすい不正咬合であり、自然に治癒する場合もあります（**表1**）[17]。1歳6ヵ月で不正咬合を発症した子どもは52.7％ですが、5歳では37.5％と減少し、15.2％が改善しています。反対咬合でも、1歳6ヵ月で発症した子どもは16.2％ですが、5歳では5.7％と減少しています。

　後述する反対咬合の自然治癒は、それを発症させた不正な外力が改善された結果だといえます。いい換えれば、乳幼児期の反対咬合の多くは、機能性反対咬合であると考えられます。

　平成28年度歯科疾患実態調査は12歳からの調査であり、幼児の咬合状態の移行は不明です。そのため、**表1**では、東京歯科大学名誉教授の町田幸雄先生の「乳歯列期から始めよう咬合誘導」から一部引用させていただきました。

症例2：反対咬合が自然治癒

患者：8歳3ヵ月、男児
初診日：2011年2月4日
生年月日：2002年10月12日

　口腔管理をしている患者さんで、受診時点では混合歯列前期でした。3歳1ヵ月のときには反対咬合でしたが、8歳3ヵ月では反対咬合が治癒していました（**図1a、b**）。母親の話では、泣き虫が治ったころから、反対咬合も自然に治ったそうです。

参考症例

　3歳の女児です（**図2**）。この子も泣き虫で反対咬合になっています。泣くことが反対咬合のトリガーになっているのかもしれません。この子も泣き虫でなくなれば、反対咬合は自然治癒するかもしれません。

表❶　年齢別にみた乳歯列期咬合状態の推移（参考文献[17]より引用改変）　　　人数（％）

咬合状態＼年齢	1歳6ヵ月	2歳	3歳	5歳
正常咬合	242（47.3％）	240（46.9％）	279（54.5％）	320（62.5％）
不正咬合	270（52.7％）	272（53.1％）	233（45.5％）	192（37.5％）
反対咬合	83（16.2％）	63（12.3％）	49（9.6％）	29（5.7％）

症例2

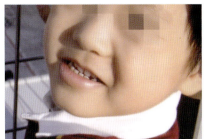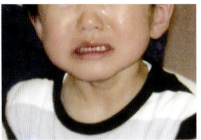

図❶a　2005年11月、3歳1ヵ月、男児。反対咬合であり、そして泣き虫であった

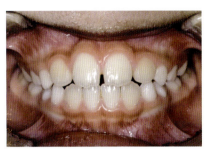

図❶b　2011年2月、8歳3ヵ月。泣き虫を卒業したら、いつのまにか反対咬合は自然治癒した

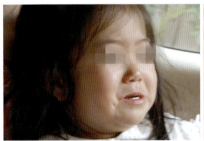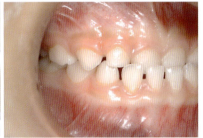

図❷　3歳、女児の顔貌と右側側方面観。泣き虫でなくなれば、反対咬合が自然治癒する可能性がある

症例3：舌をいつも出していた乳歯列期の反対咬合

患者：3歳10ヵ月、女児
初診日：2008年2月28日
生年月日：2004年4月24日
主訴：反対咬合を治してほしい

　上下顎前歯が離開し、嚥下時には舌が突出して、下唇が上唇を覆っていました。嚥下時に舌が突出する悪習癖を改善するために、筆者は母親へ患児がいつも口を閉じ、舌背を口蓋に接するように指示しました（図3）。

　2008年12月、切端咬合に変化しました（図4）。若干、上顎前歯が被蓋してきました。バイオロジカルな変化はゆっくり進むため、患者さんのチェックは半年ごとにしています（図5、6）。

症例3

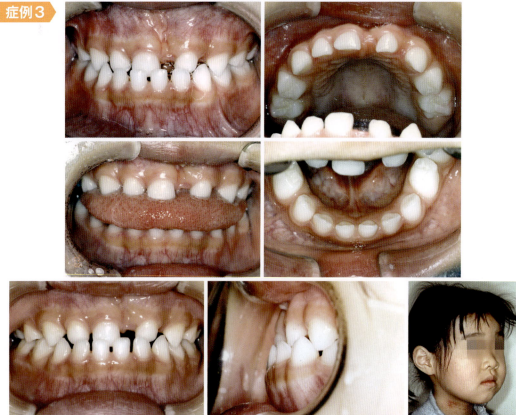

図❸　2008年2月。上下顎前歯が離開し、嚥下時には舌が突出して、下唇が上唇を覆っていた

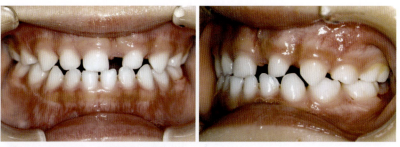

図❹　2008年12月。切端咬合に変化した

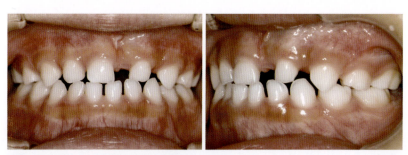

図❺　2009年4月。前歯部がやや被蓋してきた

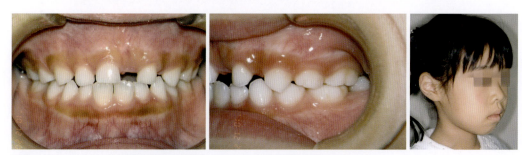

図❻　2010年12月。前歯部の被蓋が改善している。上唇が下唇を覆っている

機能性反対咬合の考察

機能性反対咬合は、何らかのトリガーによって下顎体が前方に誘導され、前歯の逆被蓋が発症した病態です。

症例4：発育途上で生じた乳歯列期の早期接触

患者：5歳7ヵ月、男児

初診日：2012年10月18日（矯正初診は2014年10月）

生年月日：2007年2月28日

主訴：乳前歯に隙間がない

歯列には問題のなかったケースです。発育空隙がありません（**図1**）。咬断運動で歯槽骨の育成を指導しました。

2013年8月、下顎前歯に発育空隙が出現しました（**図2**）。咬断運動を指導した結果です。しかし、$\overline{C|C}$に若干の早期接触が発現しそうです。

2014年8月、やはり$\overline{C\,B|}$に早期接触が発現し、被蓋が逆になりました。また、$\underline{1|1}$が萌出してきました（**図3**）。

2014年10月、早期接触の発現により下顎体が前方に誘導され、結果的に反対咬合になりました（**図4**）。乳歯列で問題がないと判断しても、成長の過程で乳歯の早期接触が発現することがあります。初診時、正常な乳歯列であっても、早期接触の発現をチェックすることは必要です。

症例4

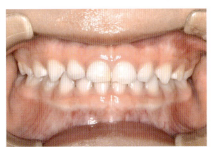

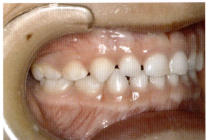
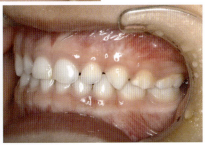

図❶ 2012年10月。歯列に問題はないが、発育空隙がない

反対咬合の自然治癒／機能性反対咬合の考察

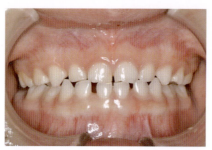
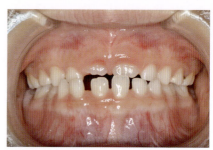

図❷ 2013年8月。下顎前歯に発育空隙が出現。しかし、C|C に若干の早期接触の発現が懸念される

図❸ 2014年8月。C B| に早期接触が発現し、逆被蓋となった。1|1 が萌出してきた

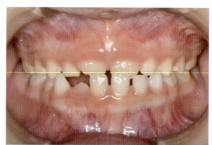
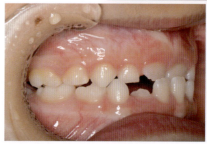
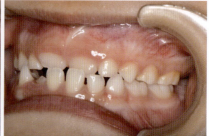

図❹ 2014年10月。早期接触の発現によって下顎体が前方に誘導され、結果的に反対咬合になった

乳幼児の反対咬合はなぜ自然治癒しやすいのか（解剖学的考察）

18) 上條雍彦：東京歯科大学同窓会：口腔機能の維持と回復、咬合を取り巻く形態的要素. 日本歯科評論, 23-45, 1979.

　顎関節の成長発育をみると、乳歯列期では関節結節はやや平坦で、下顎窩は浅く、下顎窩最深点から関節結節までの傾斜角度は緩やかな形態になっています（図1）[18]。関節頭は容易に移動しやすい形態で、下顎体も同様に移動できます。機能性反対咬合は、下顎体が前方移動している状態です。成長過程における関節結節と下顎窩の解剖学的形態の変化から鑑みても、反対咬合はできるだけ早期に治療を開始すべきです。

　反対咬合に対して、歯科医師はどうしても前歯部の被蓋関係の形態的な改善を重視します。しかし、下顎体を後退させて被蓋関係を改善することは、おもに関節頭を後退させることです。

　反対咬合は、乳幼児期から発症を確認できる疾患です。乳幼児期の骨格性の反対咬合は稀であり、多くは機能性反対咬合です。下顎体が前方に移動するトリガーがあれば、下顎体は機能的に前方へ移動すると考えられます。負のトリガーが解消されれば、機能性反対咬合はバイオロジカルに改善します。また、機能性反対咬合の誘因をメカニカルに解消する治療のときも同様です。

▶ 症例5：混合歯列前期における乳歯の早期接触の除去

患者：6歳6ヵ月、男児
初診日：2012年4月30日
生年月日：2005年10月12日
主訴：歯の生えるスペースがない

　本症例は、乳犬歯の早期接触で、下顎体が前方へ誘導されていました。A|Aが交換期に入って脱落し、B̲C̲は逆被蓋でした（図2）。まず、乳犬歯

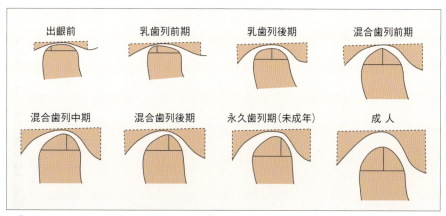

図❶　咬合を取り巻く形態的要素（参考文献[18]より引用改変）

症例5

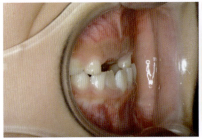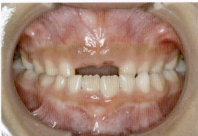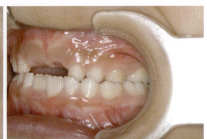

図❷　2012年4月、6歳6ヵ月、男児

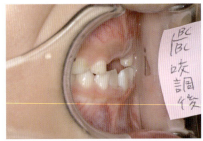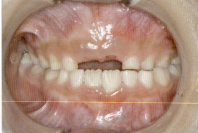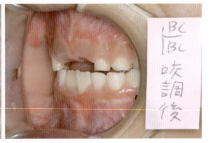

図❸　乳犬歯の早期接触部を削合した

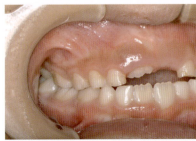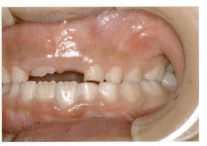

図❹　2012年6月。1｣が萌出してきたが、切端咬合になりそうな状態であった

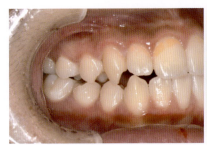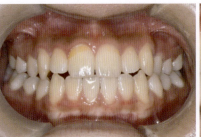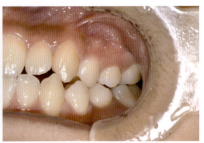

図❺　2018年3月22日。前歯部の被蓋関係は正常になった

　の早期接触部を削合しました（図3）。同年6月、1｣が萌出してきましたが、切端咬合になりそうな状態でした（図4）。

　2018年3月22日、下顎体を前方に移動させる負の外力としての早期接触部を削合することによって下顎体の前方移動が抑制された結果、前歯部の被蓋関係は正常になりました（図5）。

> 症例6：うがい時に水を口腔前庭に含み、下顎体を前方へ誘導

患者：5歳11ヵ月、女児
初診日：2012年5月9日、混合歯列前期
生年月日：2006年5月15日

症例6

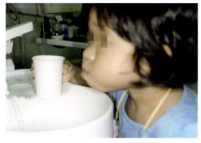

図❻ 患児は口をゆすぐときに、口腔前庭に水を含んでブクブクしていた

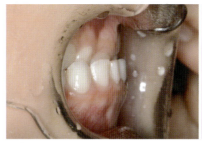
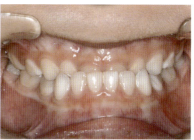

図❼ 2012年5月9日。前歯部に逆被蓋関係が発現していた

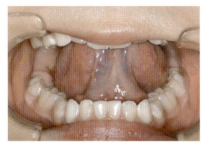

図❽ 舌背を口蓋に接することができるか検査したところ、舌尖しか接触しなかった

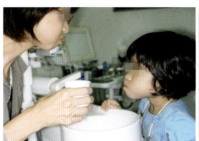
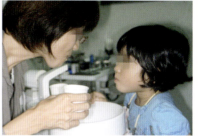

図❾ うがいは日常の行為。正しいうがいの仕方を母親が改善指導し、管理してもらう必要がある

表❶　増齢に伴う口腔習癖の発現状況（参考文献20）より引用改変）　　　人数（％）

年齢	1歳6ヵ月	2歳	3歳	5歳
症例数	512	512	512	512
口腔習癖なし	284（55.5%）	323（63.1%）	335（65.4%）	374（73.0%）
口腔習癖あり	228（44.5%）	189（36.9%）	177（34.6%）	138（27.0%）

主訴：反対咬合を治してほしい

　通常、口をゆすぐときは頬に水を含みます。しかし、この患児は口をゆすぐときに口腔前庭に水を含んでブクブクしていました（**図6**）。下顎体を前後に動かして口をゆすぐと下顎体が前方に誘導され、前歯部に逆被蓋関係が発現します（**図7**）。

　舌は、複合的な筋組織がそれぞれに作用して複雑に機能します。舌機能に不調和が生じれば、舌に付随する器官に不調和が生じます。

　榎 恵先生は、舌が正常な機能以外に特定の位置、あるいは方向に運動することを弄舌癖と定義しています[19]。このような徴候がみられたら、舌背を口蓋に接することができるか否かの検査をする必要があります。本症例の患児は、舌尖しか口蓋に接しませんでした（**図8**）。患児には、母親から水を頬に含んで行う正しいうがいの仕方を指導してもらいました（**図9**）。

　東京歯科大学名誉教授の町田幸雄先生は512名の追跡調査の結果、1歳6ヵ月ではほぼ半数が口腔習癖を有していましたが、5歳になると27%に減少していたと報告しています。しかし、態癖などを加えると多くの口腔習癖が存在し、その改善も重要な治療です（**表1**）[20]。

19）榎 恵，本橋康助，中村祐蔵：舌の形態と機能の異常の矯正学的意義について．日矯歯誌，14：13-19，1955．

20）町田幸雄：乳歯列期から始めよう 咬合誘導．一世出版，東京，2007：77．

低位舌による機能性反対咬合の発症

　正常な舌のポスチャー（姿勢位）は、口蓋に接しています（図1）。しかし、低位舌になると、オトガイ舌筋が下顎体を前方に誘導し、舌のポスチャーの不正が反対咬合を発症させるトリガーとなります（図2）。
　乳児の舌背は口蓋に接しています（図3）。舌背を口蓋に接しているのが正常な舌のポスチャーです（図4）。
　舌背を口蓋に接するように指示すると舌尖だけが接して、舌背を接することができません（図5）。舌背を口蓋に接するように訓練すると、次第にそれができるようになります（図6）。舌筋を強くする医療器具の一つとして、「あげろーくん」（オーラルアカデミー）がありますが、その詳細は割愛します。

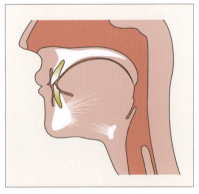

図❶　正常な舌のポスチャーは口蓋に接している

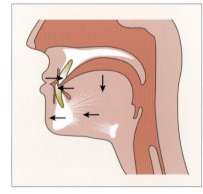

図❷　低位舌になると、オトガイ舌筋が下顎体を前方に誘導し、舌のポスチャーの不正が反対咬合を発症させるトリガーとなる

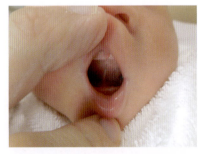

図❸　乳児の舌背は口蓋に接している

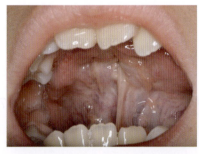

図❹　舌背を口蓋に接しているのが正常な舌のポスチャー

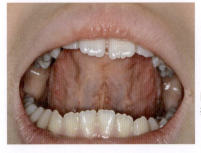

図❺　舌背を口蓋に接するように指示すると舌尖だけしか接しない

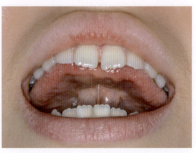

図❻　訓練により、舌背を口蓋に接することが可能になった

舌のポスチャー（姿勢位）を考える

反対咬合に対する処置を前歯部の逆被蓋の改善という形態的処置だけではなく、下顎体を前方に誘導させるトリガーに注目すべきです。つまり、前方に誘導された下顎体を後方に誘導・修正するような筋系の機能改善処置が必要です。

いわゆるポカン口は低位舌を出現させ、下顎体を前方へと誘導して反対咬合を発症させます。正しい舌のポスチャーを維持するには、口を閉じる「リップシール」が基本です。

また、上唇と下唇の位置関係の診査も大切です。上唇より下唇が前方の位置にあれば、下顎体は前方に位置しています。下顎体は咀嚼筋の影響が少ないために、低位舌による舌筋に影響を受けやすくなります。この低位舌による舌のトリガーに対する影響の有無を確かめるために写真を提示し、「このような仕種をしていませんか？」と問診することが大切です。

症例7：
ポカン口から低位舌、さらに機能性反対咬合を発症

患者：6歳8ヵ月、女児

初診日：2011年11月21日、混合歯列前期

生年月日：2005年3月9日

主訴：歯並びが気になる

初診時の口腔内写真では切端咬合ですが（**図1**）、将来下顎体が前方移動をすれば、反対咬合が発症する可能性があります。

正常な舌のポスチャーは、舌背が口蓋に接していますが、症例7のようなポカン口は低位舌の状態になります。重要なのは、下顎体が前方に誘導されて反対咬合になる原因を考えることです。筆者は、低位舌によってオトガイ舌筋（起始：オトガイ棘、停止：舌骨体）などの筋群が緊張して下顎体を前方に押し出し、結果的に下顎前歯が前方に移動して逆被蓋となり、反対咬合を発症させると考えます（**図2**、P.28 図2参照）。

症例7

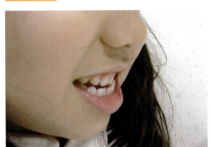
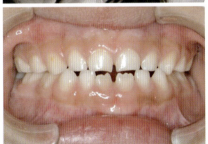

図❶　2011年11月21日、6歳8ヵ月、女児。切端咬合

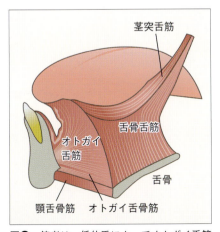

図❷　筆者は、低位舌によってオトガイ舌筋（起始：オトガイ棘、停止：舌骨体）などの筋群が緊張して下顎体を前方に押し出し、結果的に前歯が前方に移動して逆被蓋となり、反対咬合を発症させると考えている

機能性反対咬合の治療方法

　本書の症例２、３（P.20〜22）で供覧したとおり、低位舌などを自分で改善する子どももいます。

　「反対咬合の自然治癒」の表１（P.20）で示したように、１歳６ヵ月で反対咬合であった子どものうち、ほぼ2/3が５歳児の段階で反対咬合ではありません。また、口腔習癖は「乳幼児の反対咬合はなぜ自然治癒しやすいのか（解剖学的考察）」の表１（P.27）に示したように、同研究の同調査において、１歳６ヵ月ではほぼ半数の44.5％が口腔習癖を有していましたが、５歳児においては27.0％に減少しています。

　乳幼児期におけるこれらの反対咬合は機能性の反対咬合と考えられ、約2/3が自然治癒したのは、その発症原因である口腔習癖を自己改善したことによるものと思われます。

　筆者は、習癖の自己改善ができなかった機能性の反対咬合は、器械的に舌や下顎体を前方に移動する筋系のポスチャーを改善することによって治癒すると思っています。つまり、低位舌の舌を挙上させて舌の正しい姿勢位を維持することにより、オトガイ舌筋を緊張から解放して下顎体を後退できると考えています。

　すなわち、舌や下顎体を前方に移動する筋系のポスチャーを正常に回復・維持するための医療器具（パナシールドPMやタッチスティックなど）を使用することで、機能性反対咬合は治癒可能と考えました（**図１ａ、ｂ**）。

▶ パナシールドPM

　パナシールドPMは、器械的に舌を挙上させてオトガイ舌筋などの筋が下顎体の前方移動作用を阻害することによって下顎体を後方に牽引します。パナシールドPMは、反対咬合を正常咬合に戻す医療器具であり、就寝時に使用します（図１ａ）。

　反対咬合のケースは、前歯で咬むことが困難です。パナシールドPMは、前歯で咬みやすくするために、上下顎前歯の咬合部位のプレートに１mm薄くした段差を付与しています。通常、ヒトは就寝時には約15分間咬合しています。パナシールドPMは軟素材を使用しているため、咬合にも優しい医療器具です。また、装置が当たるなどの問題が生じたときに、はさみなどで簡単に該当部を除去、調整ができる軟素材としての利点があります。

　パナシールドPMは、歯列に合わせてＳとＬの２種類あり、患者さんの

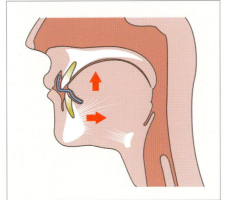

図❶a　パナシールドPM

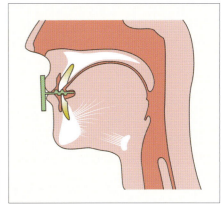

図❶b　タッチスティック

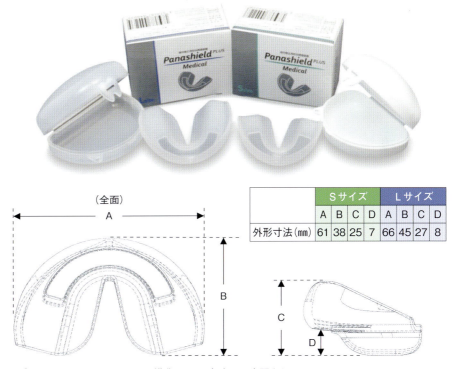

図❷　パナシールドPMとその構造。2018年末から市販されている

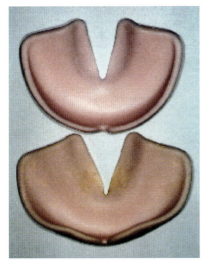

図❸　変形したパナシールド

歯列の大きさに合わせて使用します（図2）。

　パナシールドは軟素材の弾性樹脂で成型されているために使用時に軽度の変形が起こり、装着時に装置が当たって痛いということは稀です。装着によって痛みを生じた場合は、該当部位をはさみなどで簡単に除去できます。

　パナシールドの弾性は、上唇圧を軽減する目的もあります。また、変形することから床装置との併用も可能です。そして、既製のものですから患者さんの歯列とは一致せず、口唇を拡張する状態となります。弾性のある拡張は、口唇部の口輪筋にストレッチの運動作用を促します。ただし、長期間使用するとパナシールドは口唇の反発する上唇圧により、上唇の形態に合った形に変形します（図3）。

機能性反対咬合の治療方法　31

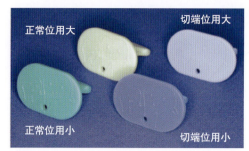

図❹　タッチスティックには正常位用と切端位用の2種類があり、それぞれ大小のサイズがある

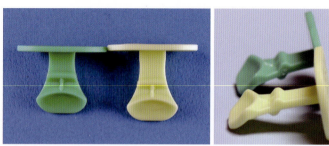

図❺　タッチスティックの種類やサイズは、症例によって使い分ける

　この変形は、後述する九州歯科大学・塩野康裕氏の「Comparative clinical study evaluating lip-closure forces in association with tongue pressure in children」の論文や、第29回全国小児歯科開業医会全国集会における九州歯科大学・森川和政氏の「小児における口唇閉鎖力と舌圧に関連する臨床研究」の講演で、上唇圧は下唇圧より強いと発表された結果からも推測されます。

　パナシールドの変形は、上唇圧の強さに対応し、減圧された結果です。変形したら、新しいパナシールドに交換することを勧めます。また、パナシールドを不必要に咬んでいると破損するため、正しく口腔に装着することも大切です。

タッチスティック

　タッチスティックは、上下顎中切歯を咬合させることで、前方移動あるいは後方移動をした下顎体を正常な位置に復位させて前歯部の咬合を正常咬合にするのが目的です。日中や夜間、自宅にいる非就寝時に使用します。

　下顎体が前方移動した反対咬合や、後方に移動したアングルⅡ級のケースは下顎体の筋系の問題によって惹起されています。タッチスティックは、正しい下顎体の筋系を学習することを治療目的として使用する医療器具です。同時に、タッチスティックに付与したスプーンに舌尖を乗せることで、舌のポスチャーの改善も期待できます（図1b）。

　タッチスティックには正常位用と切端位用の2種類があり、それぞれ大小があります（図4）。これらは症例によって使い分けます（図5）。

　反対咬合には、正常位用を使用します。正常位用のタッチスティックは、

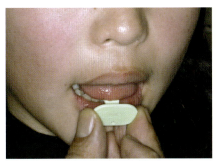
図❻ タッチスティックは、まず先端のスプーンに舌尖を乗せる

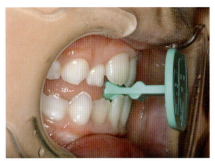
図❼ タッチスティックは、下顎の後退などの症例にも使用できる

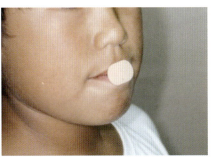
図❽ タッチスティックのプレートが内側に傾斜しているのは下顎体が前方移動している

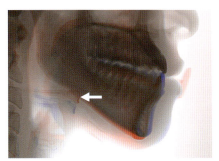
図❾ タッチスティックを使用したとき（赤いX線写真）と使用しないとき（青いX線写真）の合成写真。前者では舌骨が挙上している（矢印）

反対咬合から正常な咬合状態へと下顎体を誘導します。

　タッチスティックの使い方は、まず先端のスプーンに舌尖を乗せます（**図6**）。次に、ガイドに合わせて上下顎の中切歯で咬みます。この状態でタッチスティックを唇で保持すると、舌尖は切歯乳頭部に接します。そして舌背を口蓋に接する訓練をします。切歯乳頭部に舌尖が接すると舌尖が固定源となり、舌背を口蓋に押し付けられるようになります。

　また、下顎の後退などの症例にも使用できます（**図7**）。

　使用時、下顎体が前方移動してタッチスティックのプレートが内側に傾斜しているのは、悪い状態です（**図8**）。つまり、プレートが歯列に対して平行ではない場合は有効に働いていません。

　タッチスティックを使用すると、舌骨が挙上します。図9は、タッチスティックを使用したとき（赤いX線写真）と使用しないとき（青いX線写真）の合成写真です。

症例8：反対咬合を発現しそうな切端咬合

患者：6歳11ヵ月、女児
初診日：2017年6月6日
生年月日：2010年6月18日
主訴：反対咬合になりそうなので、治してほしい

　2017年6月、上の前歯が下の前歯を覆っていないので、反対咬合になるの

症例8

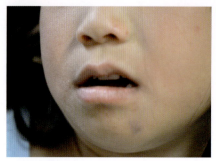

図⓾ 習慣的な開咬があると低位舌、そして反対咬合を発症する

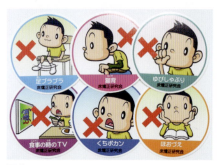

図⓫ リマインドシール

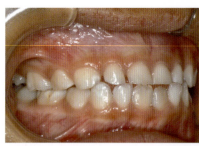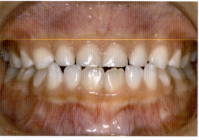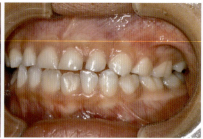

図⓬ 2017年6月6日、6歳11ヵ月、女児。臼歯と犬歯の咬合関係はほぼ良好

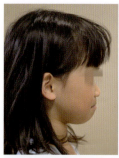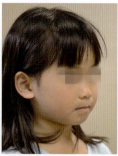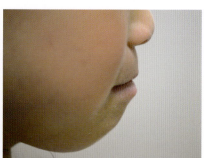

図⓭ 顔貌も正常であったが、下唇が上唇より突出していた

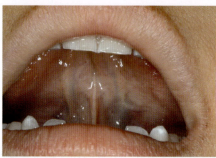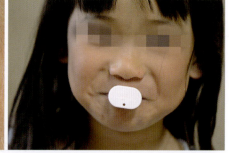

図⓮ 下顎体の前方移動は、将来、反対咬合になる可能性があると判断。簡便な処置法として、正常位用タッチスティックで下顎体の後方移動を図った

ではないかと心配になり来院しました。

　習慣的な開咬（図10）があると低位舌を発症し、それがオトガイ舌筋により下顎体を前方移動させて反対咬合を発症します。タッチスティックを常時哺えることで、開咬を防止します。矯正治療の基本はリップシールであり、それを維持するためのリマインドシールを患者さんに渡しています（図11）。

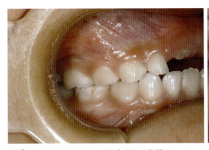
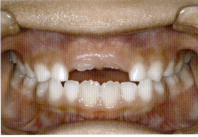
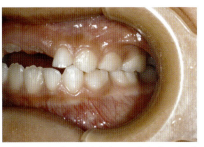

図⑮　2018年1月。前歯部が交換し、タッチスティックは使用できない。下顎体の後退が得られれば、反対咬合にはならないと考えられる。しかし、予後観察は必要

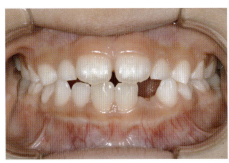

図⑯　2018年5月。経時的変化。上顎前歯部は正しく被蓋した

本症例の患児は、臼歯と犬歯の咬合関係はほぼ良好でした（図12）。顔貌も正常でしたが、下唇が上唇より突出していました（図13）。下唇が突出している状態は、下顎体が前方移動していることを意味しています。下顎体の前方移動は、将来、反対咬合になる可能性があると判断し、簡便な処置法として正常位用タッチスティックで下顎体の後方移動を図りました（図14）。

A|Aの脱落により、タッチスティックが使用できない時期がありましたが、1|1は正しく被蓋しました（図15、16）。

症例9：
パナシールドとタッチスティックによる乳歯列期反対咬合の治療

患者：3歳7ヵ月、女児

初診日：2009年2月17日

生年月日：2005年7月11日

主訴：いつごろから受け口の治療をしたらよいのか

　反対咬合は成長と大きく関与するため、子どもの成長ステージを把握すべきです。子どもは6歳までが第一次成長期ですから、6歳までに反対咬合の治療を終了すべきです。基本的には、気づいたときが治療開始時期です。

　逆被蓋の病態は4前歯に限局し、オーバージェットが軽度の反対咬合と判断できます。オーバーバイトは正常です。

　Eの咬合関係は、ターミナルプレーンが近心階段型で、C|CはD C および C D 間にあり、側方歯群の咬合関係は正常と考えられます。上下顎の前歯部には発育空隙がなく、将来において叢生の発症が危惧されます（図17）。

　患児に反対咬合の家族歴はなく、顔貌や口唇は正常です。問診したところ、親戚にも反対咬合はいないそうです。

　うがいの仕種は正常です。食事の仕種では下顎を前に出して咀嚼をするなどのトリガーがあり、C|に若干の早期接触を認めますが、問題はなさそうでした。問診から、乳児期からとても泣き虫であったことがわかりました。現在の悪習癖や態癖だけではなく、過去の状態も把握すべきです。

　構成咬合位を維持できるかは、大切な診査です（図18）。これができない

症例9

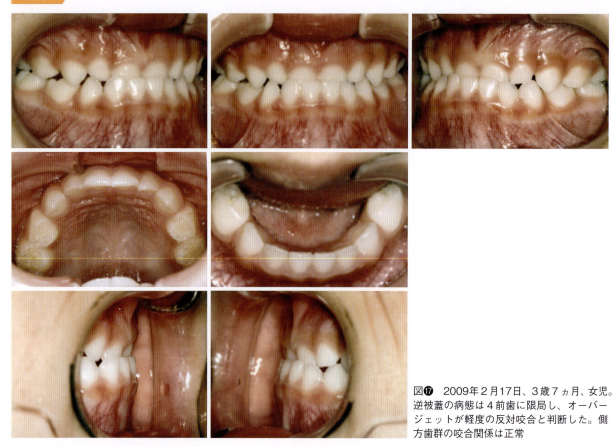

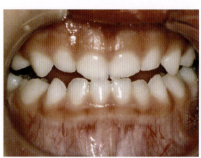 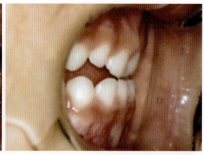

図⓱ 2009年2月17日、3歳7ヵ月、女児。逆被蓋の病態は4前歯に限局し、オーバージェットが軽度の反対咬合と判断した。側方歯群の咬合関係は正常

図⓲ 構成咬合位の状態。これが維持できない場合は難症例と考える

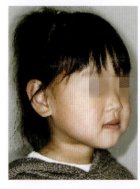 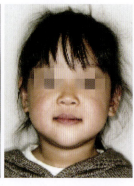 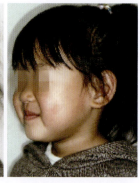

図⓳ 顔貌写真。正常に発育しているが、下唇がやや上唇を覆っていた

場合は難症例と考えます。

　顔貌はロングフェイスではなく、正常に発育しています。下唇がやや上唇を覆っています（図19）。

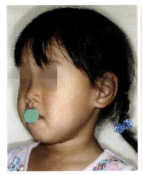
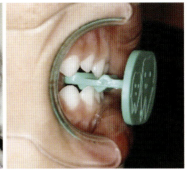

図⑳ 起きているときは、タッチスティックによる訓練をするように指導した

●治療方針

　早期治療の実施は、すべての疾患に共通した課題です。とくに幼児に対しては治療への理解が得られにくく、どのような治療法を選択すべきかを熟慮すべきです。

　基本的な処置として、前歯部の逆被蓋を改善するために、上顎前歯部を床装置でメカニカルな前方移動の処置が考えられます。しかし、施術にあたり床装置という異物を口腔内に装着しなければなりません。仮に前方移動床装置の治療法を選択した場合、患者さんは4歳前の乳幼児ですから床矯正治療の処置が可能かどうかという問題があります。床矯正装置を装着できる子どももいれば、できない子どももいます。無理な治療は子どもにとって将来にわたってかかわる歯科治療へのトラウマとなることが懸念されます。歯科医師は患者さんのサポーターとして加療し、子どもにとって無理な処置法よりも子どもにとって楽な治療法を選択すべきです。

　そして、治療開始時期が早ければ、いろいろな治療計画を立案できます。したがって、初めに子どもの負担にならない処置を選択し、求める治療結果が得られなければ、治療計画を柔軟に変更するのが望ましいと考えます。

　本症例の患児は乳児期からとても泣き虫であったため、泣くときに下顎を突き出すトリガーがあったのではないかと推察されます。泣いているときは低位舌であり、泣くことでオトガイ舌筋によって下顎体を前方に誘導すると考えられます。

　前歯部をカットした試適用パナシールドを装着したときに、舌の挙上によって下顎体が後退するか否かを診査することが大切です。下顎体が後退すれば、機能性反対咬合と思われます。

　本症例は機能性反対咬合と診断し、バイオロジカルに舌のポスチャーを改善する方法として、タッチスティックとパナシールドを使用する治療法を選択しました。起きているときは、タッチスティックのスプーンの上に舌の先端を乗せて舌尖が切歯乳頭、舌背が口蓋に触れる訓練をするように指導しました（図20）。具体的には、テレビを観ているときには30分以上の訓練を指

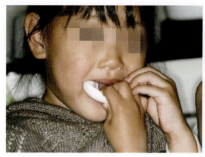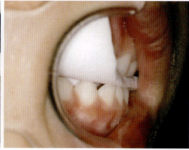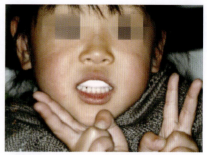

図㉑ 就寝時には、パナシールドを使用するように指導した

図㉒ パナシールドは幼児から成人まで使用できる

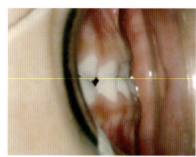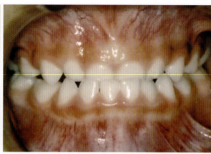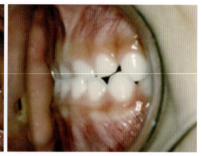

図㉓ 2009年6月。治療開始から2ヵ月経過。バイオロジカルな反応は緩慢とした変化であるため、初診時の状態とさほど変化はない

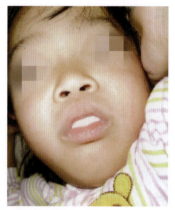

図㉔ 就寝時にパナシールドを装着している様子

示しました。一方、パナシールドは就寝時に使用するように指導しました（図21、22）。

　治療は初診から2ヵ月後の2009年4月から開始しました。その翌日に母親から、「朝起きたら装置（パナシールド）が布団の上にありましたが、よいのでしょうか？」と電話で問い合わせがありました。パナシールドは保持装置が付与されていないため、初めのうちは無意識に外してしまいますが、3〜4日すれば慣れて口腔内から外れなくなります。母親にはそのように説明したうえで、「就寝時の装置装着の様子を確認したいので、写真を撮って今度見せてください」と頼みました。パナシールドを渡しても、患者側が実際に使用している保証はどこにもありません。就寝時に装着をしている様子の写真を持参してもらえば、実際に使用している証にもなります。

　2009年6月、治療開始から2ヵ月経過しましたが、初診時の状態と変化はありません（図23）。バイオロジカルな反応は、緩慢とした変化です。

　就寝時にパナシールドを装着した様子の写真を持参してくれました（図24）。1週間ほどで慣れ、就寝時に装置は外れなくなったそうです。

　2009年9月、治療開始から5ヵ月が経過し、反対咬合はバイオロジカルに正常咬合へと改善しましたが、下顎前歯部は舌側傾斜をしたままです。下顎前歯の舌側傾斜が正常に回復すると、前歯の被蓋関係は切端咬合ないし、反対咬合に戻ります。上顎骨を咬断運動によって育成し、上顎前歯部を前方に育成する必要があります。母親には、細長いものや大きな食材を使った食事

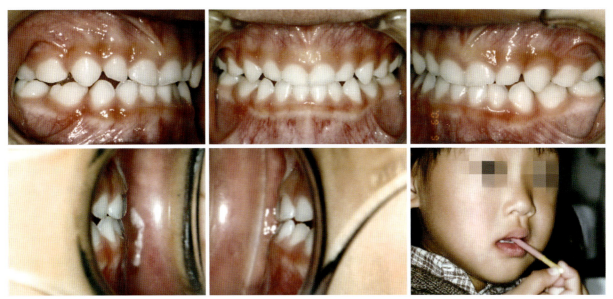

図❷ 2009年9月。治療開始から5ヵ月が経過し、反対咬合はバイオロジカルに正常咬合へと改善した。細長いものや大きな食材を使い、大きくかぶりつく食事が理想

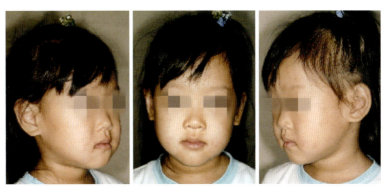

図❷ 2010年2月。前歯部の被蓋関係が改善されても、顔貌に大きな変化は認められない

を勧め、前歯で咬む咬断運動を促進する指導をしました（図25）。具体的には、おにぎりや鶏の唐揚げなどを手づかみでかぶりつくことを勧めました。

2010年2月、前歯部の被蓋関係が改善されても、顔貌に大きな変化は認められません（図26）。

反対咬合は上顎骨前方部の前後間幅径の萎縮だけではなく、上顎骨の左右間幅径も萎縮しているケースが多くみられます。その理由は、前歯部での咬断運動が阻害されるために上顎骨の発育不足が生じるからです。咬断運動が正常に機能することで上顎骨に対する発育刺激となり、上顎骨が育成された結果として前歯部の歯列弓に発育空隙が出現し、前歯部の被蓋関係も深く安定した形態に移行しています。口輪筋が緊張し、上唇も下唇を覆い、よりよい口もとに変化しています（図27）。

2011年4月、初診から2年2ヵ月が経過しました（図28）。後戻りの傾向もありません。ここからは、正しく咬むことで顎をさらに育成する指導をします。

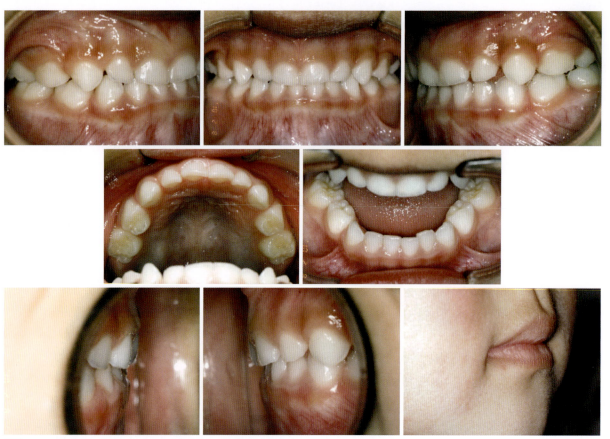

図㉗ 2010年2月。初診から1年0ヵ月経過。後戻りの傾向もない

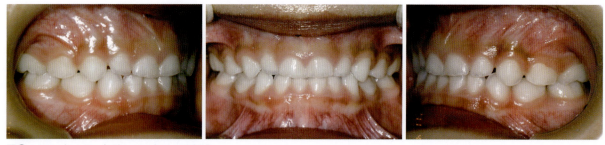

図㉘ 2011年4月、初診から2年2ヵ月経過

　本症例は、舌により下顎体が前方移動することで発症した機能性反対咬合でした。前歯部の被蓋が改善されても上唇が下唇を覆うまではパナシールドを使用しました。なぜなら、下唇が上唇より突出している場合はまだトリガーが残存している可能性があり、機能性反対咬合が筋系として治癒していないと考えられるからです。第二次成長期終了までは予後管理が必要です。

パナシールドPMの適応症

　パナシールドPMは機能性反対咬合に対応する医療器具ですが、乳犬歯の早期接触やうがい時に下顎体を前方に押し出しているような他の負の機能性要因をすべて改善しなければ、治癒は望めません。

　パナシールドPMは子どもだけではなく、成人にも使用できます。また、機能性反対咬合も子どもに限定した疾患ではありません。

> **症例10：反対咬合の発現が懸念される混合歯列前期**

患者：8歳5ヵ月、女児
初診日：2012年6月19日
生年月日：2004年1月6日
家族歴：父親が反対咬合
主訴：前歯の咬み合わせを治してほしい

　初診時8歳5ヵ月の女児で、第二次成長期になるまでの期間が短く、治療期間に制限があります。$\overline{C|C}$に早期接触を認め（**図1**）、うがいの仕種も診査しました。構成咬合位は維持できましたが、機能性反対咬合と診断しました。発症原因である早期接触の$\overline{C|C}$を削合し（**図2**）、パナシールドとタッチスティックを使った訓練を指導しました（**図3**）。

　2012年10月、初診から4ヵ月経過し、反対咬合は改善しました（**図4**）。

　図5は、2013年10月、初診から1年4ヵ月後です。筆者は、前歯部の被蓋の深さは約2mmが理想だと考えています。そのためには、前歯部で咬む咬断運動を励行させて前歯の歯根膜を活性化させる必要があります。

　また、初診時はロングフェイス（**図6**）であった顔貌も改善され、中顔面も育成されて口裂や眼瞼の下垂も改善しています（**図7**）。

> **症例10**

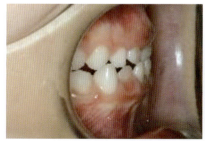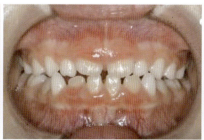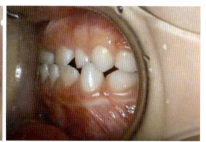

図❶ 2012年6月19日、8歳5ヵ月、女児

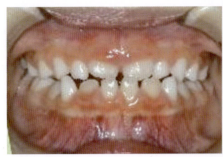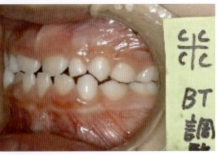

図❷ 機能性反対咬合を発症させている早期接触のC|Cを削合した

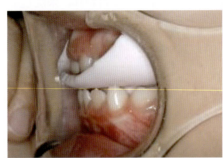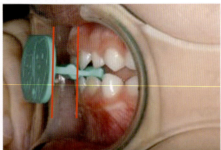

図❸ パナシールドとタッチスティックを使った訓練を指導した

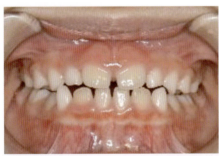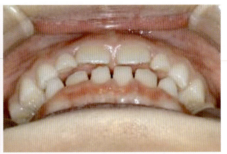

図❹ 2012年10月、初診から4ヵ月経過し、反対咬合は改善した

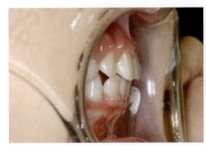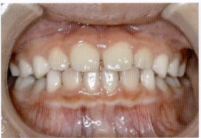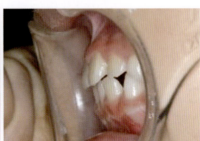

図❺ 2013年10月、初診から1年4ヵ月後

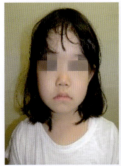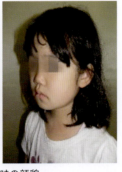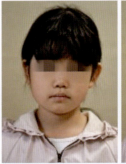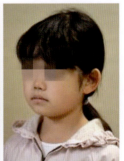

図❻ 2012年6月、初診時の顔貌

図❼ 2013年10月、顔貌の成長が前下方向から前方へと変化した

症例11：歯列が整っても機能性反対咬合の素因は改善されていない

患者：6歳9ヵ月、女児、混合歯列前期

初診日：2004年5月14日

生年月日：1997年8月8日

主訴：反対咬合を治したい

　三代にわたる遺伝性の骨格性反対咬合です。将来、外科的な顎切りしかないので300万円貯金するように矯正専門医に言われ、来院しました。

　歯性反対咬合で上顎前歯が内側に位置しているケースは、歯周長が短縮しています。顔貌は混合歯列前期でもロングフェイスです（**図8**）。通法に従って床装置で側方拡大後、上顎前歯を前方移動しました（スペースの都合上、経過写真は省略）。

　2009年6月、前歯部の歯列は整いました（**図9**）。横顔からは、下顎体が前方に突出しているように見えます。これは、機能性反対咬合の素因が残っていると考えられます。この突出感の改善を目的に、下顎を後退させるためのパナシールドを就寝時に使用することを指示しました。

　2010年7月、下顎の突出感は改善され、骨格性反対咬合には移行しませんでした。顔貌もすっきりとした感じに改善されています（**図10**）。

複合型の反対咬合

　歯性反対咬合と機能性反対咬合を合併しているケースもあります。混合歯列後期になると、犬歯の位置関係で治療が複雑になります。歯性反対咬合は歯周長が短縮しており、拡大処置が必要です。また、犬歯が側切歯の前にあると、前歯を前方に移動できません。

症例12：パナシールドの特殊な使い方

患者：24歳7ヵ月、男性

初診日：2013年2月25日

生年月日：1988年7月2日

主訴：早く1|1を出してほしい

　叢生、切端咬合、開咬と、とても重症な患者さんです（**図11**）。

　2013年4月、主訴を優先して1|1 2を床装置により前方移動を図ろうとしました。しかし、3|があるために2|は前方に移動できません。患者の主訴は大切ですが、治療の説明をすべきでした。上顎をファンタイプによる側方拡大処置に変更しました（**図12**）。

　2014年2月、前歯部の拡大処置が終了し、ワイヤー処置に移行しました。前歯部は切端咬合のままです（**図13**）。

　2014年12月、前歯部は切端咬合のままで、開咬も度合いを増してきました

症例11

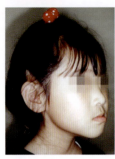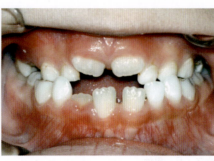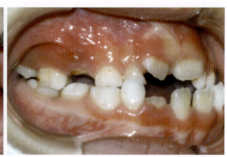

図❽　2004年5月14日、6歳9ヵ月、女児。三代にわたる遺伝性の骨格性反対咬合。将来、外科的な顎切りしかないと、矯正専門医に言われて来院。顔貌は混合歯列前期でもロングフェイスであった

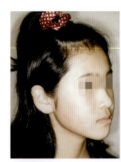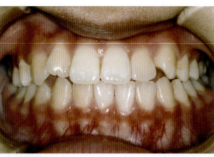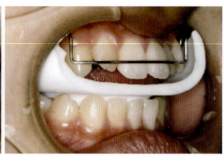

図❾　2009年6月、前歯部の歯列は整った。横顔からは、下顎体が前方に突出しているように見える。この突出感の改善を目的として、下顎を後退させるためのパナシールドを就寝時に使用することを指示した（写真のパナシールドは診断用で、実際使用する装置の前歯部は覆われている）

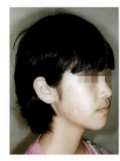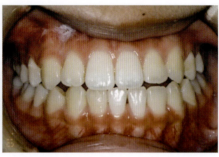

図❿　2010年7月、下顎の突出感は改善され、骨格性反対咬合には移行しなかった。顔貌も改善されている

（図14）。

　2016年4月、被蓋の改善のために前歯部に顎間ゴムの使用を考えましたが、この状態で顎間ゴムを使用すると反対咬合になる可能性があります。そのため、前歯部をカットしたパナシールドを装着し、下顎体を後退させながら顎間ゴムを使用しました（図15）。

　2017年7月、被蓋関係が得られてきました（図16）。

　2018年6月、被蓋関係も良好になりました（図17）。

　2018年9月、ワイヤーを除去しました（図18）。

　開咬を改善するには顎間ゴムを使用しますが、反対咬合のケースではそのまま前歯部に顎間ゴムを使用することはできないため、下顎体を後退させる必要があります。その手段としてパナシールドを併用しました。

症例12

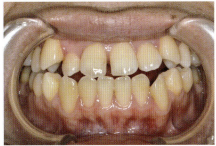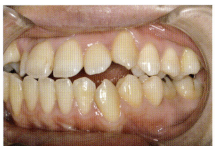

図⓫　2013年2月25日、24歳7ヵ月、男性

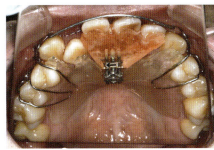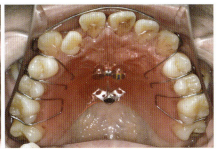

図⓬　2013年4月、主訴を優先して 1|1 2 を床装置により前方移動を図ろうとしたが、3| があるために 2| は前方に移動できない（左）。ファンタイプによる側方拡大処置に変更した（右）

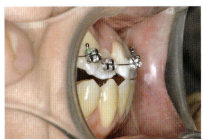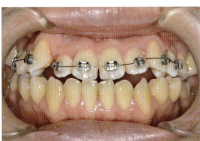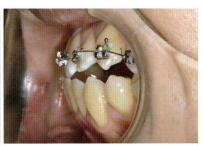

図⓭　2014年2月、前歯部の拡大処置が終了し、ワイヤー処置に移行。前歯部は切端咬合のまま

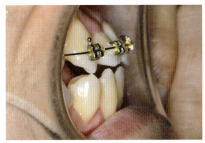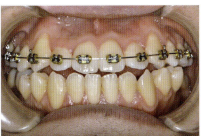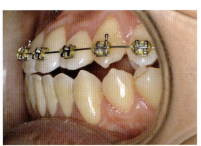

図⓮　2014年12月、前歯部は切端咬合のままで、開咬も度合いを増してきた

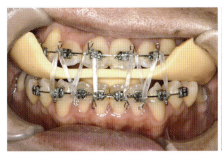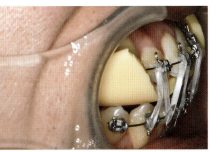

図⓯　2016年4月、現在の状態で被蓋の改善のために前歯部に顎間ゴムを使用すると、反対咬合になる可能性がある。そのため、前歯部をカットしたパナシールドを装着し、下顎体を後退させながら顎間ゴムを使用した

パナシールドPMの適応症　45

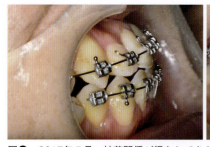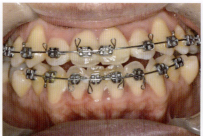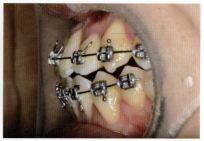

図⓯ 2017年5月、被蓋関係が得られてきた

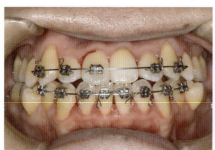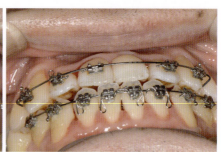

図⓱ 2018年6月、被蓋関係も良好になった

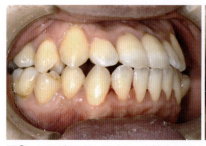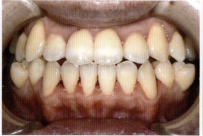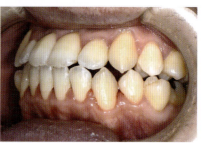

図⓲ 2018年9月、ワイヤーを除去した

歯性反対咬合

歯性反対咬合には、上顎前歯が口蓋側に萌出する位置異常を起因とする反対咬合と、下顎前歯が唇側に突出して発症する反対咬合があります。下顎前歯が突出したケースは下顎前歯部が離開していますから、鑑別は容易です。

症例13：上顎前歯が口蓋側に萌出

患者：11歳1ヵ月、男児、混合歯列後期
初診日：2008年12月26日
生年月日：1997年11月1日
主訴：前歯の咬み合わせを治してほしい

上顎前歯部が内側に萌出した歯性反対咬合で、よく遭遇する一般的なケースです。右側は 3| が 4| の位置にあり、不正咬合です。そのため、1|1 と 1|1 の接触点の正中は一致していません。|3 は |3 4 の位置にあり、良好です（図19）。また、顔貌も正常です（図20）。

パナシールド試適用を試適すると、下顎体は後退しています（図21）。

症例13

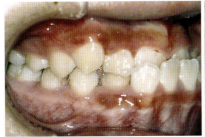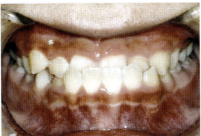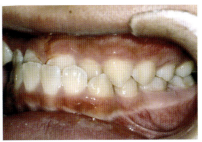

図⑲　2008年12月26日、11歳1ヵ月、男児

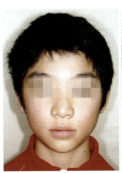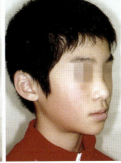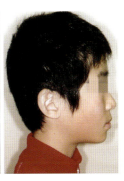

図⑳　顔貌は正常

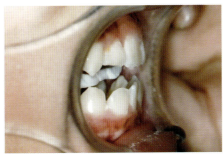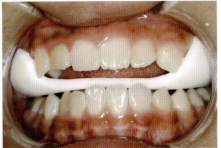

図㉑　パナシールド試適用を試適。下顎体は後退している

　構成咬合位を維持できるか否かの検査をすることが大切です。構成咬合位が維持できなければ難症例と考え、矯正専門医に治療を依頼します。歯性反対咬合であっても、機能性反対咬合を併発しているケースはあります。

　下顎が後退しなければパナシールドの使用は無効で、後退すれば有効です。

　反対咬合は前歯の逆被蓋ですから、上顎前歯部の前方移動処置が基本処置です（図22）。犬歯と側切歯の重なりはありませんから、床装置による前歯の前方移動が可能です。

　2009年10月、前歯の正中は一致しました（図23）。反対咬合は治癒しましたが、前歯部は2mmの被蓋が必要です。被蓋をさらに深くするためには、前歯部でチューブを咬断する練習をするか、食事の際は食材を考慮して前歯で咬む咬断運動を促進させます。

　また、前歯の被蓋関係だけではなく、上唇が下唇を覆っているかを確認しましょう。反対咬合の子どもは前歯部に対する発育刺激がなく、生理学的問

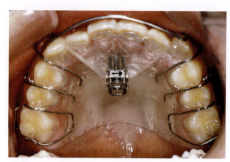

図㉒　2008年12月、床装置による前歯部の前方移動処置

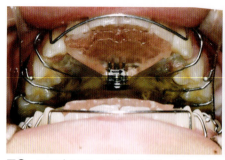 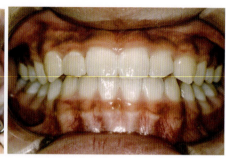

図㉓　2009年10月、前歯の正中は一致した

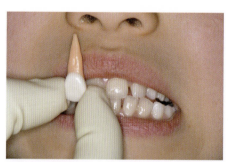

図㉔　人工歯を当てて、実感させることが大切

題を生じています。その改善のためには、顔面の70％を占める上顎骨の育成が大切です。とくに前歯部を発育・育成するために、前歯で咬む咬断運動が必要です。

　患者さんや保護者には、前歯の歯根は鼻の下まであることを、実際に人工歯を当てて見せましょう（**図24**）。ほとんどの患者さんは前歯の歯根がこんなに長いことにびっくりします。前歯の被蓋関係を改善するだけではなく、前歯での咬断運動により上顎の歯槽骨を育成することが大切で、これによって口元や中顔面が発育します。

　われわれは患者さんに一口で30回咬むように咀嚼指導を行いますが、咬んでいるのは大臼歯部での臼磨運動です。咀嚼とは、前歯で咬む咬断運動と小臼歯部で咬む粉砕運動、大臼歯部で咬む臼磨運動で構成されます。食材を大きくして前歯でかぶりついたり、おにぎりなどを手づかみでかぶりついたりなど、食べ方を工夫するように指導しましょう。

なぜ反対咬合が発症するのか

九州歯科大学・塩野康裕先生の学位論文「Comparative clinical study evaluating lip-closure forces in association with tongue pressure in children」や、第29回全国小児歯科開業医会全国集会で講演された九州歯科大学・森川和政先生の「小児における口唇閉鎖力と舌圧に関連する臨床研究」では、正常咬合児と反対咬合児の口唇閉鎖を調べた結果、正常児の口唇閉鎖運動では下口唇が有意に、反対咬合児の口唇閉鎖運動では上口唇が有意に機能していることが示唆されたと報告されています。これは仮説ですが、舌圧より上唇圧が高ければ、上顎前歯は正しい歯列より内側に萌出すると想定されます。結果的に、上顎乳前歯が逆被蓋となって反対咬合を発症する要因は、上唇圧が高いからではないかと推測されます。

図1は6歳児の顎骨標本ですが、永久歯の前歯は乳前歯の裏面に位置します[21]。乳前歯が反対咬合であれば、必然的に永久前歯も反対咬合の状態で萌出します。仮に上顎乳前歯が正常咬合であっても、前歯の交換の時期に上唇の外力（ストレス）が強ければ、永久歯の上顎前歯は口蓋側に押されて反対咬合になる可能性があります。

上顎前歯が内側に萌出した反対咬合に対しては、機械的に上顎前歯を前方に移動させます。

> ## 症例14：混合歯列前期の歯性反対咬合

患者：7歳9ヵ月、女児、混合歯列前期

初診日：2001年8月6日

生年月日：1993年10月20日

主訴：受け口を治してほしい

一般的にみられる1|1を含むC＋Cまでの6歯の反対咬合です。下顎体が前方移動し、骨格性反対咬合になる危険性があります。犬歯が萌出して第二次成長期が始まり、骨格性反対咬合へと移行するまでに治癒させなければなりません。

下唇が上唇を覆い、C|Cは早期接触を発症しています。歯列だけではなく、顔貌の変化も観察しましょう。反対咬合が治癒すれば、上唇が下唇を覆います。C|CがB|Bの前方に位置していないことから、床装置で4前歯を前方に移動させます（図2）。

2002年1月、2度の前方移動で1|1の被蓋関係が得られました。上唇と下

---

21) Frans PGM van der Linden（著），三浦不二夫，黒田敬之（共訳）：顔面の成長と整形．クインテッセンス出版，東京，1988.

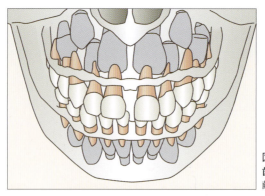

図❶ 6歳児の顎骨標本。永久歯の前歯は乳前歯の裏面に位置する（参考文献[21]より引用改変）

症例14

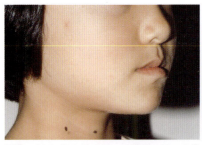 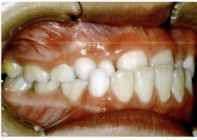 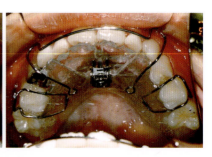

図❷ 2001年8月6日、7歳9ヵ月、女児

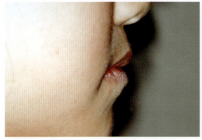 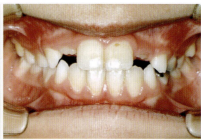 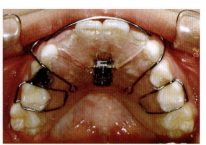

図❸ 2002年1月、2度の前方移動で1|1の被蓋関係が得られた。上唇と下唇は平行の状態

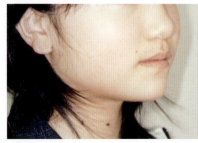 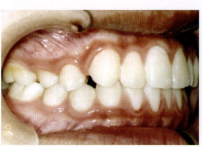 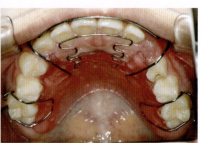

図❹ 2006年3月、上顎前歯の被蓋関係も約2mm得られた。下顎体が後退してスッキリした顔貌に改善され、上唇が下唇を覆っている

唇は平行の状態です（図3）。

2006年3月、12歳、上顎前歯の被蓋関係も約2mm得られました。下顎体が後退して、スッキリした顔貌に改善されています。上唇が下唇を覆っています（図4）。

症例15：歯列が整っても低位舌が改善しなければ顔貌は改善しない

患者：7歳0ヵ月、女児、混合歯列前期
初診日：2004年2月5日

症例15

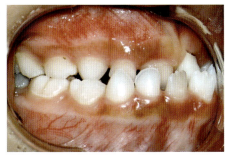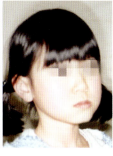

図❺ 2004年2月5日、7歳0ヵ月、女児

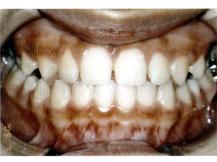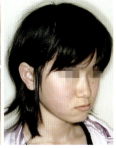

図❻ 2009年4月、歯列と被蓋は整ったが、顔貌は改善されていない。パナシールドにより舌のポスチャーを整え、顔貌の改善を図った

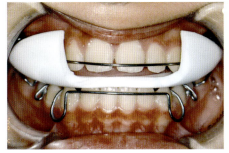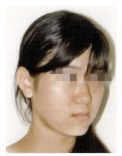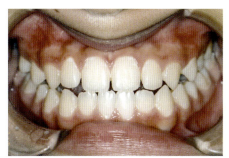

図❼ 同、パナシールドの就寝時装着を指示した　　図❽ 顔貌は改善されている　　図❾ 前歯部の被蓋が浅くなった

生年月日：1997年1月6日
主訴：受け口を治してほしい

　図5は、初診時の歯列と顔貌です。オトガイ部に皺があるのは、いつもポカン口をしている印です。動的処置として、ファンタイプの床装置による側方拡大と前歯部の前方移動を施術しました。

　2009年4月、初診から5年が経過し、歯列と被蓋は整いましたが、顔貌は改善されていません（図6）。パナシールドの就寝時装着を指示しました（図7）。

　2010年8月、13歳、口腔周囲筋ならびに下顎を前方に移動させる筋系の改善により、下顎の突出感が改善されて顔貌が大きく変化しました（図8）。ただし、前歯部の被蓋が浅くなったのが気になります（図9）。

　一般的に、発音時や嚥下時の舌の異常運動は"tongue thrust"と呼ばれています。尾関 哲先生はこれを発音や嚥下時に舌が前歯部を圧迫、もしくは前歯間より舌が突き出ることに妥当性があると述べています[22]。舌は口腔内に存在し、そのポスチャーを維持しています。機能時でなくても舌のポスチャーに異常があれば、舌に付随する器官に不調和が生じます。よって、機能時に可動する舌のコントロールはなおさら難しいと考えます。

22）滝本和男（監）：歯科矯正臨床シリーズ1 反対咬合 その基礎と臨床. 医歯薬出版, 東京, 1976.

なぜ反対咬合が発症するのか

生体の成長を考えよう

　丹頂鶴は、孵化して3ヵ月で羽ばたく訓練をするほど、短期間で成長します。なぜなら早く成長しないと鷹などの餌食になってしまうからです（**図1**）。

　人間の成長は緩徐で、かつ2度の成長期があります。すなわち、徐々に成長するのではなく、下顎乳前歯が永久歯に生え替わる約6歳ごろまでの第一次成長期と側方歯群が永久歯に生え替わる約10歳ごろからの第二次成長期の2度に分けて成長します。

　不正咬合はまず歯列に発現し、その後、骨格に影響を及ぼします。反対咬合は第一次成長期が終了するまでに治癒させることが望ましいですが、遅くても第二次成長期開始以前には治癒させるべきだと考えます。

　第二次成長期中の反対咬合のケースでは、来院のたびに「身長は伸びている？」と聞いてみることが大切です。女子は14歳、男子は17～20歳までは、注意して確認しましょう。

　第二次成長期に達し、下顎体が過成長になっている骨格性反対咬合は外科的矯正になる可能性があり、矯正専門医に治療を依頼すべきです。第二次成長期初期の患者さんの処置は臨床医でも可能かもしれませんが、あらかじめ患者さんに $\overline{4|4}$ の抜歯を行い、見せかけの前歯の被蓋を確保するという結果になる可能性もあることを説明すべきです。

骨格性反対咬合

　第二次成長期には身長が伸びます。下顎骨も長管骨ですから、身長が伸びるときに下顎体も成長します。不正咬合はまず歯列に症状が現れ、それが骨格に及びますから、第二次成長期が開始するまでには反対咬合を治癒させるべきです。

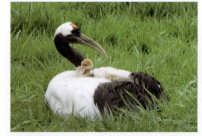
a：2014年5月21日

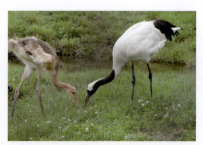
b：2014年7月14日

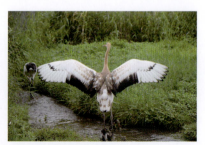
c：2014年8月15日

図❶　丹頂鶴は孵化して3ヵ月で羽ばたく訓練をするほど、短期間で成長する（釧路市丹頂鶴自然公園にて筆者撮影）

前歯部に発症した反対咬合をアングルⅢ級の下顎の過成長である骨格性反対咬合に移行させないことが大切です。

　第二次成長期に達した子どもは急激に成長することがあります。すでに身長が伸びている子どもやロングフェイスのアングルⅢ級の患者さんは、外科処置を伴う可能性が高いことから、矯正専門医に依頼すべきです。

　アングルⅢ級の骨格性反対咬合は、榎本美彦先生が『新纂矯正歯科學』で示したように、正常な前歯部の被蓋関係が得られても骨格はアングルⅢ級のままです（P.7 図４参照）。よって、下顎の過成長である顎骨に対しての一般臨床医の治療としては、前歯部の被蓋関係の歯列を正すのみであり、上顎前歯部の前方移動処置によって下顎の過成長に勝る上顎の過成長を構築することであると考えます。骨格性反対咬合になる前に反対咬合も早期に治療し、被蓋関係を改善することが大切です。

▶ 症例16：アングルⅢ級の成人の反対咬合

患者：18歳9ヵ月、女性
初診日：2005年3月28日
生年月日：1986年6月26日
主訴：受け口を治してほしい

　初診時18歳9ヵ月の女性で、ロングフェイスで下顎の前突感があります（図２）。2＋2の前方移動処置を行うと、同部に離開が生じてしまいます。見せかけの被蓋関係を作る計画を立て、患者さんにも納得してもらったうえで、4|4を抜歯してワイヤーにより3＋3を後退させ、見せかけの被蓋の確保を図りました（図３）。一般臨床医では骨格に対する処置ができないため、顔貌の改善を主訴とする患者さんは矯正専門医に依頼すべきです。

　2007年5月、前歯部の被蓋は改善されました（図４）。

　2008年1月、8ヵ月後にブラケットを除去しました（図５）。

▶ 症例17：一般臨床医には処置できない骨格性反対咬合

患者：32歳11ヵ月、女性
初診日：2002年6月
生年月日：1969年7月26日
主訴：受け口を治してほしい（図６）

　一般臨床医は骨格に対しての処置はできないため、矯正専門医に依頼しました。

　東京歯科大学名誉教授の町田幸雄先生は『乳歯列期から始めよう 咬合誘導』のなかで、反対咬合の患児の母親について「永久歯列が完成した20歳初期に治療し、改善したが20歳後期には後戻りし再び反対咬合になった」と記載されています[23]。20歳であれば骨の成長は止まり、しっかりとした前歯部

23) 町田幸雄：乳歯列期から始めよう 咬合誘導. 一世出版, 東京, 2007：34.

症例16

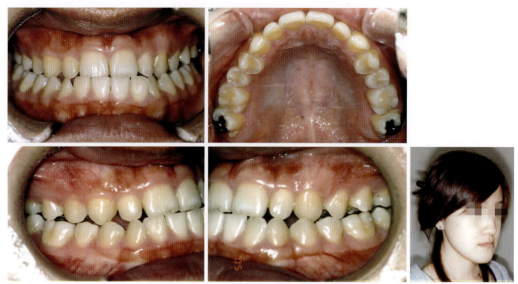

図❷ 2005年3月28日、18歳9ヵ月、女性。ロングフェイスで下顎の前突感がある

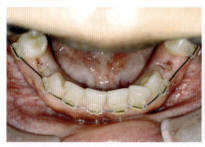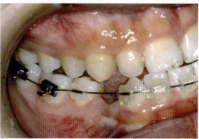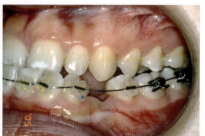

図❸ 2005年6月、$\overline{4|4}$ を抜歯してワイヤーにより $\overline{3|\overline{+}|3}$ を後退させ、見せかけの被蓋を確保した

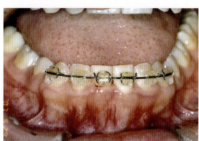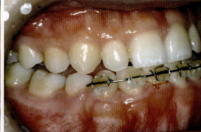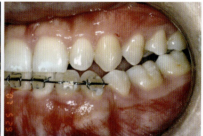

図❹ 2007年5月、前歯部の被蓋は改善された

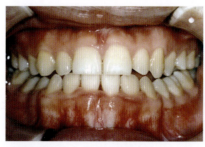

図❺
8ヵ月後（2008年1月）、ブラケットを除去した

症例17

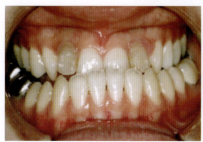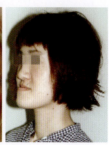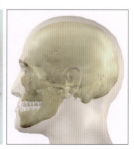

図❻ 2002年6月、32歳11ヵ月、女性

の被蓋が得られたにもかかわらず、再び反対咬合になったのには何らかの原因があったはずです。おそらく、機能性反対咬合としての機能の後戻りがあったのではないかと推測されます。

筆者の患者さんで正常な咬合であった14歳の女子が突然、反対咬合を発症しました。問診の結果、中学に入って体育の授業で剣道を始めたところ頭部の防具が安定しなかったため、下顎を突き出して防具を安定させていたことによって反対咬合を発症したことがわかりました。昔、TVのコメディーで顎を突き出すギャグが流行ったことがありました。そのときも、それをきっかけに反対咬合になった患者さんがいました。チョットした顎を突き出すような悪癖でも、機能性反対咬合は生じるのです。

遺伝性の反対咬合

『新版 プロフィットの現代歯科矯正学』[24] では、「ある種の咬合異常は家族性に発現することも明らかである。オーストリアの王家であるハプスブルグ家にみられる下顎前突症は、最もよく知られた例である。下顎前突症は明らかに家系的及び人種的傾向が認められる。Ⅲ級咬合異常の多くも、遺伝的な上下顎の大きさの異常と関連していると考えて間違いない」と述べられています。

1995年、解剖学者の藤田恒太郎先生が、歯界展望7月号の「歯の遺伝」[25] で、ハプスブルグ家の反対咬合の発現図を表にされました。この表は、歯科学生の教科書として使用されている『歯科矯正学』[26] に一時期記載されていました（**図7**）。しかし、同書第5版[27] からこの表は割愛され、ハプスブルグ家における骨格性下顎前突の家系の肖像画が掲載されています。

筆者は学生時代の教育のなかで、このハプスブルグ家の反対咬合の発現図から、"ハプスブルグ家の下唇"、"ハプスブルグ家の下顎"として反対咬合は遺伝的な要素が含まれていると習ってきました。それゆえ、遺伝性の反対咬合は治癒しにくいという固定概念がありました。

また、遺伝性の反対咬合は発症するものと考えてしまいますが、東京医科歯科大学名誉教授の大山紀美栄先生は、「ハプスブルグ家は結婚政策による領土の拡大をモットーとし、成功することが多かったのです。この考え方は後に近親結婚をくり返さざるを得ない方策ともなり、一族により多くの下顎前突が現れる結果を導きます」[28] と、近親結婚という代々の遺伝が重なった結果であると述べています。このため、家族歴のある反対咬合に対して治療を避ける傾向ができてしまいました。

遺伝的反対咬合に対しての家族歴は重要な問診事項ですが、その家族はハプスブルグ家とは異なり、近親結婚ではないことも念頭において、遺伝的反対咬合は治らないと諦めてはならないと思います。

本書でも、家族性の子どもの反対咬合が治癒した症例を紹介していますが、

24）William R Proffit, 高田健治（訳）：新版 プロフィットの現代歯科矯正学. クインテッセンス出版, 東京, 2004：125-143.

25）藤田恒太郎：歯の遺伝. 歯界展望, 12（7）：2-9, 1995.

26）飯塚哲夫, 瀬端正之, 岩澤忠正, 本橋康助（編）：歯科矯正学 第3版. 医歯薬出版, 東京, 1991.

27）相馬邦道, 飯田順一郎, 山本照子, 葛西一貴, 後藤滋巳（編著）：歯科矯正学 第5版. 医歯薬出版, 東京, 2008.

28）伊藤学而, 島田和幸（編著）：かお・カオ・顔 顔学へのご招待. あいり出版, 京都, 2007：28-38.

生体の成長を考えよう　55

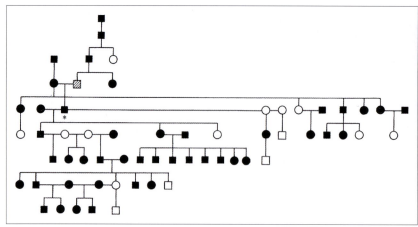
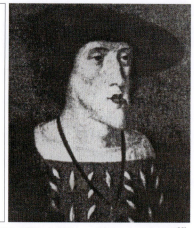

図❼　ハプスブルグ家の家系図（左）とチャールス5世（右）。□は男、○は女、●は下顎前突の現れた個体、＊がチャールス5世[26]

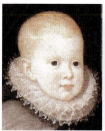
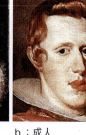

a：幼年期　　　b：成人
図❽　フェリペ4世の顔貌の比較[30]

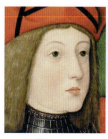
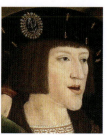

a：7歳　　　b：16歳
図❾　カール5世の顔貌の比較[30]

『月刊 柳澤宗光』のケース4では、両親ともに反対咬合であっても、子どもの反対咬合を治癒できたと紹介しています。また、母親が反対咬合で、その子どもが骨格性反対咬合と下顎の叢生を発症した症例も、治癒したと紹介しています[29]。

ハプスブルグ家の子ども時代の肖像画を探し出し、成人になったときの肖像画と比較してみました。骨格性反対咬合であるフェリペ4世もカール5世（図8、9）[30]も、子どものときは骨格性反対咬合の顔貌ではありません。ハプスブルグの家系である証として、反対咬合の顔貌を望んだのかもしれません。あるいは、幼児期のうちに正しい治療を施されていれば、骨格性反対咬合にならなかったのかもしれません。

家族に反対咬合がいる患者さんに、「あなたは遺伝的に上下顎の大きさに異常があると考えて間違いないから、治せません」と、歯科医師から突き放すことはできません。もちろん、遺伝性の問題は否定できませんから、その傾向と実情を事前に伝える必要はありますが、反対咬合を治癒させるために最大限の努力はすべきです。

日本人の遺伝的要素

2001年、国立科学博物館で開催された「日本人はるかな旅展」では、縄文人と渡来系弥生人との顔貌と歯列の比較をしています（図10）[31]。

29）月刊 柳澤宗光 〜「ムーシールド」による反対咬合の早期初期治療—筋機能訓練装置〜．デンタルダイヤモンド社，東京，2009：41, 46.

30）鈴木設矢：臨床医のための床矯正・矯正治療 反対咬合篇．弘文堂，東京，2012：62-63.

31）国立科学博物館, NHK, NHK プロモーション（編）：日本人はるかな旅展. 小田静夫, 馬場悠男（監）, 国立科学博物館, NHK, NHK プロモーション, 東京, 2001：82.

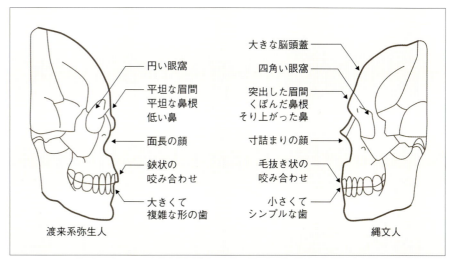

図❿　縄文人と渡来系弥生人の頭蓋横顔[31]

　考古学的には、渡来系弥生人は前歯部の被蓋関係の特徴が現在の日本人と同じで、縄文人は切端咬合です。
　また、NHK特集「人類誕生」の第3週では、人類はホモサピエンスに属しますが、その前に出現した化石人類のネアンデルタール人のDNAが、現代人にも約2％含まれているそうです。つまり、ネアンデルタール人とホモサピエンスは混血していた証です。
　渡来系弥生人と縄文人も混血していたはずです。日本人にも縄文人のDNAが含まれているため、切端咬合の遺伝的要素を有しています。縄文人系切端咬合の状態に下顎体が前方移動する何らかのトリガーの習癖が加われば、容易に機能性反対咬合に移行すると考えられます。
　機能性反対咬合を放置したことで、骨格性反対咬合に悪化すると推測するには無理があるでしょうか。残念ながら、「日本人はるかな旅展」[31]には縄文人の反対咬合に関する記載はありませんでした。しかし、国立科学博物館蔵のわが国で最も有名な土偶遮光土器の顔貌は上唇より下唇が厚く、下顎体が突出しているようにも見えます（図11）。
　国立科学博物館2005年度特別展示「縄文VS弥生」（図12）のなかで、縄文人・弥生人と同じDNAをもつ人たちの分布が示されていました。切端咬合である縄文人のDNAは東アジアに広く存在し、どちらかというと中国の周辺地域の人々と共通のものが多いという特徴があります。これは冒頭の「はじめに」で述べたEnlow DHの報告にある、東洋系に下顎前突が多いことと一致していると推測できるのではないでしょうか。

子どもを正しい大人の骨格に育成する

　子どもは成長発育することを忘れてはなりません（図13）。
　反対咬合を骨格性反対咬合に移行させないためには、第一次成長期終了前

生体の成長を考えよう　57

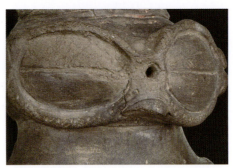

図⓫ 土偶遮光土器の顔貌は、上唇より下唇が厚く、下顎体が突出しているようにも見える

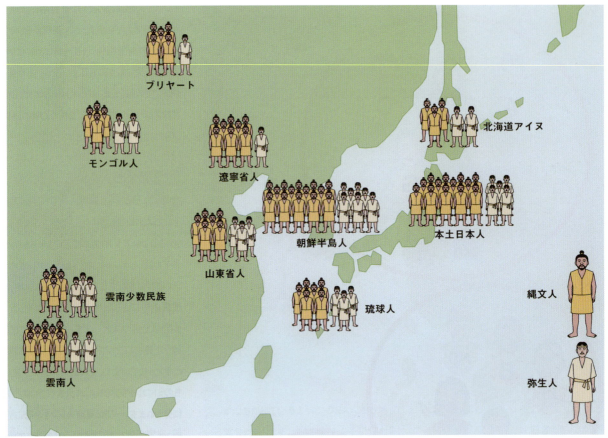

図⓬ 国立科学博物館2005年度特別展示「縄文 VS 弥生」で示されていた、縄文人・弥生人と同じ DNA をもつ人たちの分布

32）Ahlin JH, White GE, Tsamtsouris A, Saadia M（編著），菊池 進（監訳）：マキシロフェイシャルオーソペディックス．クインテッセンス出版，東京，1986：30．

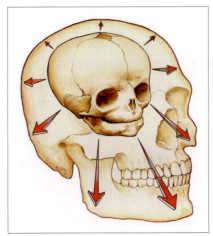

図⓭ 少ない干渉で顔面頭蓋形態や構造が正常な成人の解剖学的特徴をもつまでに発達させることが大切[32]

症例18

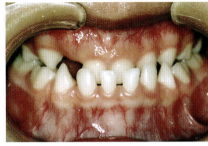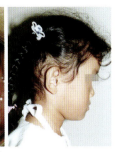

図⓮　1999年10月21日、4歳1ヵ月、女児

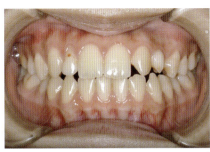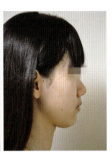

図⓯　2014年8月、18歳。前歯部の被蓋関係を改善することで、骨格性反対咬合には移行せず、よりよい顔貌に発育した

か、遅くても第二次成長期が開始するまでに前歯部の被蓋を改善させることです。そうすれば、顔貌にその影響は発現しません。

　顔貌の改善を考慮すると、前歯部の被蓋が改善したら、咬断運動によって前歯部に発育刺激を与え、中顔面を育成することが大切です。前歯部の被蓋の改善前に咬断運動を指導すると、下顎体がさらに前方へと移動してしまいます。

症例18：乳歯列期の反対咬合

患者：4歳1ヵ月、女児、乳歯列期
初診日：1999年10月21日
生年月日：1995年8月23日
主訴：受け口を治してほしい

　図14は、初診時の歯列と顔貌です。反対咬合の治療は歯列だけの問題ではありません。反対咬合は中顔面に対する発育刺激がないために、横顔が平坦か、陥没して見えます。下顎の骨格の過成長は見られません。被蓋が改善したら、中顔面を育成する咬断運動の指導です。彼女の一生の問題です。

　2014年8月、18歳。反対咬合も第二次成長期前に前歯部の被蓋関係を改善することによって骨格性反対咬合には移行せず、よりよい顔貌に発育しました（図15）。

症例19

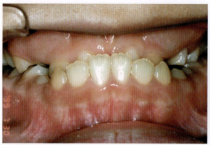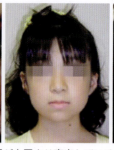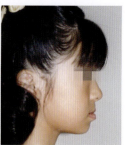

図⓰　1999年7月、9歳0ヵ月、女児。下唇が上唇より突出している

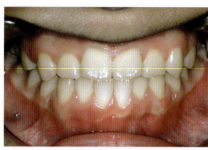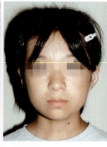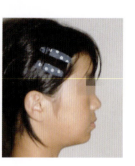

図⓱　2001年7月、11歳0ヵ月。上唇が下唇を覆うようになった

症例19：一見難症例に見える

患者：9歳0ヵ月、女児、混合歯列後期
初診日：1999年7月30日
生年月日：1990年7月7日
主訴：受け口を治してほしい

　初診時9歳0ヵ月、女児、混合歯列後期の反対咬合です。中顔面に対する発育刺激がないために、横顔が平坦です。反対咬合の程度は重度ですが、骨格性反対咬合ではありません。下唇が上唇より突出し、下顎体が前方移動をしていると考えられます（図16）。

　反対咬合によって顔貌を大きく変えてしまい、発育刺激が欠落していました。正しい咬合が得られなければ、正しい発育刺激が減少し、顔面の70％を構成する上顎骨が発達せずに、中顔面が反対咬合特有の平坦な顔貌になります。

　前歯の被蓋が改善してから、前歯部で咬む咬断運動のできる食事環境に変え、手づかみで食べることを勧めました。

　2001年7月、11歳0ヵ月、咬断運動をする食事環境に改善した結果、中顔面が前方に育成され、立体感のある顔貌になりました。骨格性反対咬合には移行せずに、上唇が下唇を覆うようになりました（図17）。

症例20：反対咬合を放置した結果

患者：8歳5ヵ月、女児、混合歯列前期

症例20

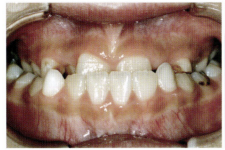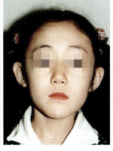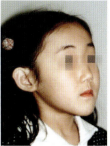

図⓲　2002年4月、8歳5ヵ月、女児

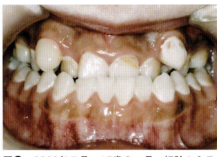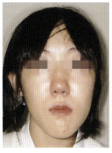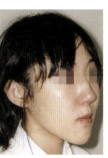

図⓳　2009年7月、15歳8ヵ月。初診から7年3ヵ月も放置され、すでに一般臨床医が治療できる範疇を越えてしまったため、矯正専門医に治療を依頼した

初診日：2002年4月20日
生年月月：1993年11月26日
主訴：受け口を治してほしい

　初診時8歳5ヵ月、反対咬合と叢生の患者さんです。初診を受けた後、治療を希望されませんでした（図18）。

　初診から7年3ヵ月後の2009年7月、15歳8ヵ月になった患者さんが、「やはり治療をしてほしい」と来院しました（図19）。初診時であれば対応も可能でしたが、7年3ヵ月も放置された結果、すでに一般臨床医が治療できる範疇ではなくなってしまったため、矯正専門医に治療を依頼しました。

　本症例のように、放置すると取り返しのつかない一生の顔貌にかかわる重要な疾患へと移行してしまいます。

　やはり、反対咬合は骨格の発育が開始する前に早期治療を開始することが必要なのです。

◀ おわりに ▶

　矯正治療の目的は、昭和5年に刊行された榎本美彦教授の著書『新纂矯正歯科學』で述べられているように、歯列を正すことだけではありません。本来は、咬断運動や粉砕運動、臼磨運動によって骨格を正しく育成し、咀嚼筋や表情筋、呼吸までを活性化させることが大切です。とくに反対咬合は、負の外力（ストレス）で顔貌を変化させてしまいます。正しい咀嚼によって正の外力を与え、正しい顔貌に改善することが真の矯正治療と考えます。下顎前歯の交換期までの乳歯列期や、側方歯群の交換が始まる第二次成長期までであれば、反対咬合は基本的に治療可能と考えられます。しかし、第一次成長期であっても骨格性のロングフェイスのケースでは、治療対象はあくまで歯列に限定されてしまいます。

　われわれ臨床医は、治療可能な期間を考慮する必要があります。そして、患者さんやその保護者の協力度・治そうとする気持ちをいかに向上させるかが大切です。いまはかかりつけ医が必要とされている時代です。反対咬合を骨格性に移行させてはなりません。反対咬合は乳幼児のときから見つけられる疾患です。

　反対咬合は顔貌にかかわる問題です。自然に治らないケースは第一次成長期が終了する6歳までの早期治療が必要で、治療は複雑ではありません。高山紀齋先生が明治14年『保歯新論』に著した「小児は新陳代謝もとても速い。それゆえ僅かばかりの障害もすぐに体質に影響し歯牙の位置を食い違わせてしまう。その一方で治す際も僅かばかりの手立てで正しく戻すことができるのである」というこの言葉に尽きるのではないでしょうか。犬歯や側方歯群の交換前の第二次成長期が始まる前に、早期治癒を心がけることが大切です。

　かかりつけ医は、担当している子どもたちの歯列だけではなく、顔貌をも育成する責任があります。パナシールドPMとタッチスティックは、一般矯正器具と比較すれば安価な医療器具です。これらを早期に活用することで、患者さんにとって矯正治療をもっと身近なものにしたいと考えています。

2019年2月

床矯正研究会 主幹　鈴木設矢

著者プロフィール

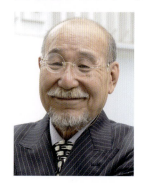

鈴木設矢（すずき せつや）

1978年	日本歯科大学大学院保存学 修了
1979年	東京都中野区開業
1997年	日本歯科大学歯周病学教室 非常勤講師
2000年〜	床矯正研究会設立 主幹
2016年	ICD国際歯科学士会 副会長

【おもな著書】
『抜かない歯医者さんの矯正の話』
『臨床医のための床矯正・矯正治療［基礎篇］［症例篇］』
『臨床医のための床矯正・矯正治療 反対咬合篇』（以上、弘文堂）
『GPのための床矯正・矯正のすすめ』
『GPのための床矯正・矯正のすすめ 活用編』
『月刊鈴木設矢〜床矯正治療の5 Essentials〜』
『なぜ？からはじまる 床矯正治療のQ&A 1st step』
『口腔機能をはぐくむバイオセラピープロモーション』
『聖アポロニア探訪譚』（以上、デンタルダイヤモンド社）

他多数

GPでもできる 反対咬合〝早期治療〟BOOK

発行日	2019年4月1日　第1版第1刷
著　者	鈴木設矢
発行人	濱野 優
発行所	株式会社デンタルダイヤモンド社
	〒113-0033 東京都文京区本郷3-2-15 新興ビル
	電話＝03-6801-5810㈹
	https://www.dental-diamond.co.jp/
	振替口座＝00160-3-10768
印刷所	株式会社エス・ケイ・ジェイ

ⓒ Setsuya SUZUKI, 2019

落丁、乱丁本はお取り替えいたします

- 本書の複製権・翻訳権・上映権・譲渡権・公衆送信権（送信可能化権を含む）は㈱デンタルダイヤモンド社が保有します。
- JCOPY〈㈳出版者著作権管理機構 委託出版物〉
本書の無断複写は著作権法上での例外を除き禁じられています。複写される場合は、そのつど事前に㈳出版者著作管理機構（TEL:03-3513-6969、FAX:03-3513-6979、e-mail:info@jcopy.or.jp）の許諾を得てください。